AF283791

Gestión de alérgenos en el sector de la restauración. SANP0008

Andrés Ruiz Muñoz

ic editorial

Gestión de alérgenos en el sector de la restauración. SANP0008
© Andrés Ruiz Muñoz

1ª Edición

© IC Editorial, 2025

Editado por: IC Editorial
c/ Cueva de Viera, 2, Local 3
Centro Negocios CADI
29200 Antequera (Málaga)
Teléfono: 952 70 60 04
Fax: 952 84 55 03
Correo electrónico: iceditorial@iceditorial.com
Internet: www.iceditorial.com

ISBN: 978-84-1184-680-6
Depósito Legal: MA 488-2025

Impresión: PODiPrint
Impreso en Andalucía – España

Nota de la editorial: IC Editorial pertenece a Innovación y Cualificación S. L.

Especialidad formativa

Se entiende por especialidad formativa la agrupación de contenidos, competencias profesionales y especificaciones técnicas que responde a un conjunto de actividades de trabajo enmarcadas en una fase del proceso de producción y con funciones afines.

Las especialidades formativas de Uso General, Formación Complementaria, Formación Modular y las especialidades formativas dirigidas a la obtención de certificados de profesionalidad se incluyen en el Fichero de Especialidades del Servicio Público de Empleo Estatal para su gestión en todo el territorio nacional por cualquier Administración competente.

Las especialidades complementarias, pertenecen todas a la Familia profesional de Formación Complementaria (FCO) y tienen la consideración de formación transversal en áreas que se consideran prioritarias tanto en el marco de la Estrategia Europea para el Empleo y del Sistema Nacional de Empleo como en las directrices establecidas por la Unión Europea. Se consideran áreas prioritarias las relativas a tecnologías de la información y la comunicación, la prevención de riesgos laborales, la sensibilización en medio ambiente, la promoción de la igualdad, la orientación profesional y aquellas otras que se establezcan por la Administración competente.

Las especialidades de Certificado de profesionalidad tienen una duración especificada en su normativa reguladora.

En el resultado de la búsqueda, se muestran las unidades de competencia, todos los módulos formativos con su duración y las unidades formativas del certificado correspondiente, con su duración. Las horas del certificado, exclusivo de las especialidades de certificado de profesionalidad, con alta igual o superior a 2008, son las horas totales más las horas del módulo de Prácticas Profesionales no Laborales.

➲ **Si la especialidad tiene unidades formativas,** las horas totales, presencial, distancia, teleformación serán igual a la suma de esas horas de las unidades formativas de los distintos módulos, sin que se repita ninguna Unidad formativa.

➲ **Si la especialidad no tiene unidades formativas,** las horas totales, presencial, distancia, teleformación serán igual a las sumas de esas horas de los módulos formativos, eliminando las horas de los módulos repetidos.

https://sede.sepe.gob.es/especialidadesformativas/RXBuscadorEFRED/BusquedaEspecialidades.do

(Fuente: Servicio Público de Empleo Estatal)

Índice

Unidad de aprendizaje 3
Elaboración de ofertas gastronómicas y/o dietas relacionadas con las alergias e intolerancias alimentarias

Unidad de aprendizaje 4
Comunicación con el cliente y gestión de alérgenos en establecimientos de restauración

OBJETIVOS GENERALES

Los objetivos generales asociados al **SANP0008 Gestión de alérgenos en el sector de la restauración,** son:

➲ Conocer las diferentes técnicas de elaboración y conservación de distintos grupos de alimentos para la prevención de alergias e intolerancias alimentarias en restauración.

➲ Aprender a detectar qué tipo de sustancias o alimentos pueden producirnos problemas de salud como intolerancias o alergias, con el fin de estar informados en todo momento y poder así prevenir e incluso encontrar soluciones en tratamientos y sustitutos que acomoden la vida de las personas que sufren este tipo de patologías en sus distintos grados de gravedad.

➲ Saber reconocer qué alimentos o sustancias presentes en ellos son propensos a provocar algún tipo de reacción alérgica o intolerancia en la población sensible y conocer los mecanismos de defensa que podemos activar para combatirlo.

➲ Reconocer qué opciones alimentarias existen y pueden ser usadas como dietas específicas o sustitutas por aquellos ingredientes que causan patologías relacionadas con alergias e intolerancias.

➲ Aprender todo lo relacionado con la información sobre los alérgenos presentes en la alimentación y la forma de comunicarla a los clientes o consumidores finales.

Caracterización de las alergias e intolerancias alimentarias. Reacciones adversas a los alimentos

Contenido

Objetivos

El objetivo general de esta Unidad de Aprendizaje es:

→ Aprender a detectar qué tipo de sustancias o alimentos pueden producirnos problemas de salud como intolerancias o alergias, con el fin de estar informados en todo momento y poder así prevenir e incluso encontrar soluciones en tratamientos y sustitutos que acomoden la vida de las personas que sufren este tipo de patologías en sus distintos grados de gravedad.

Los objetivos específicos de esta Unidad de Aprendizaje son:

→ Identificar la diferencia entre alergia e intolerancia.

→ Reconocer qué se puede usar y qué no para dar de comer a celíacos.

1. Introducción

Al hablar de intolerancia y de alergia alimentaria, en definitiva, de reacciones adversas ante determinados alimentos, estamos haciendo mención a las distintas maneras de manifestación que tiene nuestro organismo para avisarnos de que existen algunas sustancias alimentarias que no le sientan bien, que son rechazadas produciendo una reacción positiva (que reacciona o produce en el cuerpo la activación de mecanismos de defensa provocados ante una agresión por esas sustancias que no toleramos y entraron en contacto con nuestro organismo), momento en que pasan a denominarse **alérgenos.** Debemos saber, que esas reacciones pueden llegar a suponer un serio riesgo para la salud, e incluso para la vida, en los casos más extremos de hipersensibilidad.

Por lo tanto, tocará prestar especial atención para ser capaces de detectar los síntomas inequívocos de rechazo alimentario antes de sufrir cualquiera de los dos episodios (alergia o intolerancia) con sus múltiples manifestaciones posibles, y antes de que la falta de diagnóstico y tratamiento lo convierta en un grave problema de salud.

Evidentemente, ese camino de exploración y sensibilización con los problemas derivados de la alimentación, con sus secuelas o posibles soluciones, no lo caminamos solos, sino que se realiza de la mano de nutricionistas y de médicos especializados que pondrán al alcance de los afectados todos los medios y técnicas más novedosas como necesarias para paliar o contrarrestar los efectos negativos de tales enfermedades, sean estas manifestaciones temporales o no (crónicas).

Llegado el momento, y realizadas aquellas oportunas pruebas profesionales que diagnostiquen claramente la intolerancia o alergia, será cuestión de cautela y de seguir tanto la programación alimentaria que se nos recomiende (dieta) como el tratamiento médico prescrito por el profesional en pro de nuestro bienestar y salud.

Con la multitud de investigaciones realizadas, la divulgación de la información al instante y las técnicas más vanguardistas, hoy en día, es relativamente fácil detectar cualquier alergia o intolerancia de entre las más comunes, y que resulte hasta cómodo el hecho de llevar una dieta "normal" y libre de carencias nutricionales pese a padecer cualquiera de las reacciones alimentarias citadas, si bien en algunos supuestos las intolerancias o las alergias se presentan esporádicamente y, por lo tanto, se pueden volver reversibles. O sea que son simplemente episodios puntuales donde se produce una reacción alérgica y que después remite y desaparece sin más. También hay que decir que, de momento (por la imparable evolución médica), y en la mayoría de los casos, tocará vivir con esas patologías, aunque lo ideal es adaptarnos para sobrellevarlo de la manera más natural posible y mantenernos informados en todo momento para poder reaccionar con el tiempo suficiente como para controlarlo.

Para ello nos apoyaremos principalmente en la clínica privada HEALING CENTER de Málaga y, en especial, en su sala de alergología e inmunología, encargada de atender cualquier patología relacionada con alergias o intolerancias alimentarias, así como de realizar las pruebas de detección oportunas y las dietas o tratamientos posteriores que se deban aplicar.

2. Conocimiento acerca de la alergia a los alimentos

 HILO CONDUCTOR

En HEALING CENTER, son conscientes de que es vital mantener bien informados a los pacientes por el bien de la salud, y es por ello que entregan una información ampliada de todo lo imprescindible con el fin de que se conozcan las principales alergias y sustancias en los alimentos que las originan. De igual modo, exponen las premisas o recomendaciones que se deben seguir para entender lo suficiente como para saber protegernos de potenciales alérgenos y poder reaccionar ante circunstancias adversas en las que estos muestren su peligrosidad.

Podemos definir la **alergia alimentaria** como la respuesta que tiene nuestro cuerpo al detectar incompatibilidad con sustancias simples presentes en los alimentos al ingerirlos y que no deberían alterar ni suponer peligro *a priori,* pero que, por problemas en algunos sistemas inmunológicos de un reducto de seres humanos que se ven afectados, se generan reacciones químicas o mecanismos de defensa ante la presencia de estas (de terminadas sustancias en los alimentos), tanto al ingerirlas, principalmente, como al tacto o la inhalación en los casos más extremos.

La alergia alimentaria no siempre tiene una manifestación inmediata, sino que a veces su respuesta es tardía con síntomas que tampoco son siempre idénticos ni predecibles y que van desde una dermatitis a problemas cutáneos, intestinales, respiratorios, anafilácticos, etc.

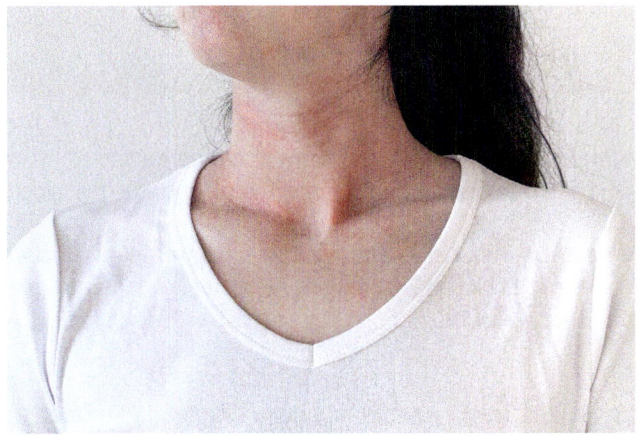

Reacción dérmica por ingesta de determinados alérgenos presentes en algunos alimentos o por entrar en contacto táctil con la zona irritada tras tocar dichos alimentos.

Es frecuente la **confusión entre alergia e intolerancia,** y aunque pueden presentar cuadros parecidos, su origen es diferente.

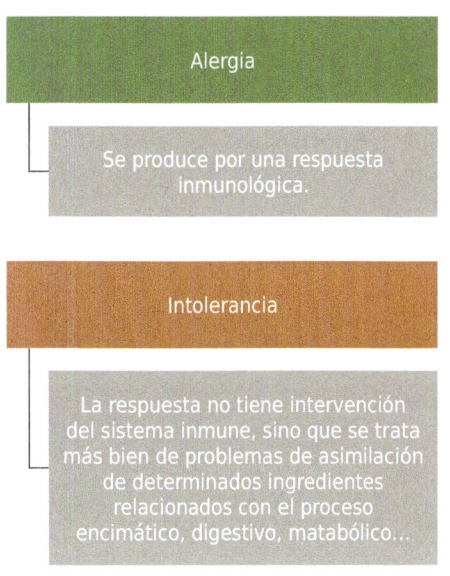

Alergia

Se produce por una respuesta inmunológica.

Intolerancia

La respuesta no tiene intervención del sistema inmune, sino que se trata más bien de problemas de asimilación de determinados ingredientes relacionados con el proceso encimático, digestivo, matabólico...

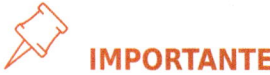

IMPORTANTE

Las alergias alimentarias aumentan en verano debido a una mayor actividad humana y lo que a su vez va unido al incremento de descuidos.

Siete de cada diez reacciones alérgicas ocurren cuando comemos fuera de casa, según la Sociedad Española de Alergología e Inmunología Clínica (SEAIC).

El Comité de Alergia a Alimentos de la Academia Europea de Alergia (EAA-CI) hace la siguiente **clasificación sobre las reacciones adversas a los alimentos:**

Reacciones tóxicas
- Afectan a cualquier persona y se las conoce como intoxicación. Por ejemplo, dos casos bastantes corrientes serían ingerir setas no comestibles o marisco en mal estado.
- Las toxinas pueden tener un origen alimentario o provenir de contaminantes presentes en los alimentos. En definitiva, virus, bacterias, parásitos o tóxicos presentes en los alimentos.
- De los alimentos, por ejemplo, setas tóxicas como la *Entoloma sinuatum*.
- De los contaminantes como la marea roja que afecta a los mejillones, metales pesados presentes en los alimentos, bisfenol A de los embalajes plásticos, aflatoxina en cacahuetes, etc.
- Dentro de las reacciones tóxicas nos encontramos con la intoxicación.

Reacciones no tóxicas
- Producen trastornos o reacciones solo en personas sensibles-susceptibles. Por ejemplo: alergias, intolerancias, reacción a fármacos, reacción a enzimas, irritaciones, hipersensibilidad, aversión.
- Este último caso, el de la aversión, resulta muy curioso, incluso gracioso que cuando el afectado no es capaz de ver el alimento porque está enmascarado, oculto, no se produce rechazo alguno. Solo al verlo por conexión emocional con un determinado alimento es cuando surge el rechazo. Los motivos alérgicos son otros distintos a las toxinas presentes en los alimentos.
- Dentro de las reacciones no tóxicas nos encontramos con la alergia, intolerancia y aversión.

Aunque el tema alergias está muy presente y crea una fuerte alarma social, hay que aclarar, que apenas lo sufre del **2 al 5 %** de la población total, por lo que el porcentaje del número de afectados diagnosticados derivados de los estudios alergológicos y estadísticas epidemiológicas es muy reducido, si bien, en los niños menores de tres años, estos indicadores se disparan hasta el 8 %. Otro factor a tener en cuenta es, que estos porcentajes se han duplicado en los últimos diez años y que tienden a la subida en los años venideros por la contaminación del planeta, entre algunas de las principales causas genéricas. Según datos actuales, y tal y como apunta el Consejo General de Colegios Oficiales de Farmacéuticos, las estimaciones gubernamentales para 2025, vaticinan que este porcentaje podría llegar a la escalofriante cifra del 50 % de la población mundial sufriendo algún tipo de alergia.

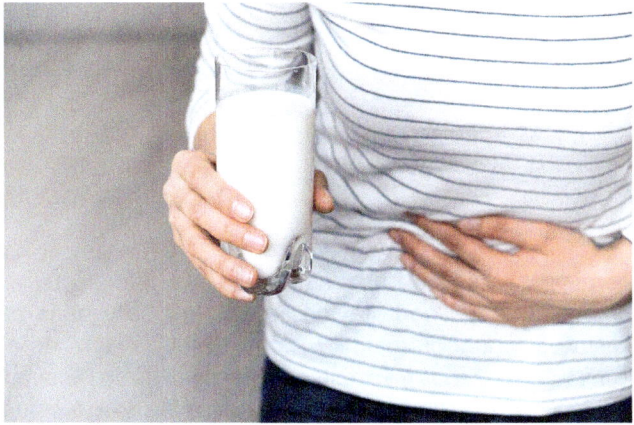

Descuido al consumir leche de vaca. Primeros síntomas (molestias intestinales) de una posible reacción de intolerancia a la lactosa.

Pese a que ya te aclaramos que alergia e intolerancia no son lo mismo, extendamos un poco más estos conceptos para ver qué otras afecciones alimentarias tampoco son iguales:

Intolerancia	- Al contrario que la alergia que se produce por rechazo del alimento, lo que desata la intolerancia son los alimentos no digeridos, la mala metabolización o que el organismo asimila solo una proporción de estos.

Continúa en página siguiente >>

<< Viene de página anterior

Intoxicación	- Es la enfermedad que transmiten algunos alimentos cuando se ingieren los gérmenes dañinos que habitan en ellos y que, en casos de mala conservación, de maltrato o mala manipulación del alimento, de ruptura de la cadena de frío, etc., proliferan y aumentan su número hasta cifras peligrosas para la salud.
Alergia	- De origen inmunológico, se da por una sensibilización previa, por la ingesta del alimento susceptible de desencadenar la reacción exagerada de rechazo en personas sensibles a las sustancias contenidas en ellos, en determinados alimentos.
Aversión	- Podríamos definirla como intolerancia psicológica. Un tipo de rechazo mental hacia determinados alimentos por emociones asociadas a estos.

La alergia está más presente en la población infantil, en los niños, y actúa disminuyendo la calidad de vida de las personas que la padecen pese a que está bastante controlada y normalizada. Existen, sin embargo, **otras alergias más extrañas y agresivas,** muy difíciles de detectar y que obligan a las familias a realizar un enorme esfuerzo diario y a estudiar junto a los profesionales médicos, qué le sienta bien y qué no al miembro afectado, para configurar una dieta hermética y esterilizada que han de llevar consigo cuando existen desplazamientos largos con la finalidad de evitar hasta la mínima posibilidad de contracción alérgica.

 ## ACTIVIDAD COMPLEMENTARIA

1. Apóyate en el medio que desees (programas de televisión relativos a la salud, a través de búsquedas en la web, soporte papel relacionado con la medicina...) con el objetivo de exponer cuatro casos: uno de alergia, otro de intolerancia, otro de intoxicación y otro de aversión.

3. Relación de alergias alimentarias, causas y tratamiento/prevención

👉 **HILO CONDUCTOR**

En HEALING CENTER, enfatizan con intentar normalizar la vida de las personas afectadas con respecto a las que no lo están, divulgando el lema o campaña de la AEPNAA ["Alergia significa 'respuesta diferente'"]. Es decir, que, aunque se tenga alergia, no debemos sentirnos diferentes, salvo entender que el organismo tiene distintas respuestas ante sustancias o nutrientes corrientes.

- -

El punto de origen donde hallamos la **relación que tienen entre sí las distintas alergias alimentarias** lo encontramos en las **proteínas,** pues compete a ellas el mayor porcentaje de las alergias que se producen.

Citemos las proteínas alimentarias de algunos de los alimentos que más alergias ocasionan en la población:

- ⮑ **Al huevo:** en el caso de alergia al huevo, las proteínas responsables son la ovoalbúmina, ovomucoide, ovotransferrina, lisozima (E-1105), livetina, vitelina, albúmina, proteínas distribuidas entre la clara y la yema. Suele ser la clara la causante del mayor número de alergias, puesto que es la parte que contiene más proteínas, pero debido a la dificultad de separar clara y yema sin que se transmita la contaminación de una sobre la otra, se recomienda no ingerir huevos, tanto si se es alérgico a la clara como si se es a la yema.
- ⮑ **A la leche de vaca:** en la alergia a la leche de vaca encontraremos a su culpable proteico en la betalactoglobulina (que no se encuentra en la leche materna) y en la caseína, que causan la reacción severa de las defensas o que se activen los mecanismos del sistema inmunitario.
- ⮑ **A crustáceos y moluscos:** dentro del marisco nos encontramos a los crustáceos, a los moluscos, a los gasterópodos y a los cefalópodos como principales grupos. Hay quienes son alérgicos a ambos grupos a la vez, aunque también hay personas que son alérgicas a solo uno de esos grupos, lo que resulta menos frecuente. Otras familias del marisco son los equinodermos (erizo de mar) y ciertos urocordados (ascidia o papa de mar).
  En la alergia a los crustáceos (gambas, cigalas, nécoras, camarones, langostas, cangrejos...) y para la alergia a los moluscos (almejas, navajas, berberechos, mejillones, vieiras, ostras...), bivalvos con cocha externa, como proteínas reactivas a la alergia aparecen las tropomiosinas.

Los gasterópodos (caracoles, bígaros) y los cefalópodos (chipirones, calamar, sepia, pulpo) constituyen el tercer grupo (detrás de crustáceos y moluscos) en el orden de frecuencia a producir reacciones alérgicas dentro del marisco.

Para los alérgicos al marisco el médico suele recomendar llevar un kit autoinyectable de epinefrina que deberá ser usado inmediatamente en caso de emergencia.

Es usual que una misma proteína forme parte de alimentos totalmente distintos, siendo el motivo por lo que ocasionalmente se cree que una persona padece múltiples alergias (que pudiera darse), pero que en este caso se trata de una única alergia a ese tipo de proteína concreta y repetida en diversos alimentos diferentes, lo que provoca la reacción en la persona. El término técnico de este fenómeno se denomina **reactividad cruzada.**

DEFINICIÓN

Reactividad cruzada

Existen alimentos que contienen proteínas asemejadas a los alérgenos presentes en el polen (cuyas moléculas deben ser similares), lo que genera una confusión en el organismo al ingerirlos y ello activa la reacción de los anticuerpos, ya que los reconoce como la misma molécula. De este modo, las células, al igual que ocurre con los alérgenos reales (pese a que en este caso son otras proteínas distintas de ellos), liberan histamina tal y como si se tratase de un episodio alérgico, y es lo que recibe el nombre de reactividad cruzada.

- -

SABÍAS QUE...

Aunque resulte inverosímil, puedes sufrir una intolerancia o alergia alimentaria sin que nunca hayas consumido ese alimento y la responsable de que ello suceda es la reactividad cruzada.

- -

Ese mismo mecanismo es el responsable de que, en personas afectadas por una reacción alérgica por ingestión, se pueda producir también reacción a los alérgenos aéreos a través de la respiración de las sustancias volátiles que se desprenden de los alimentos. Esto es lo que se conoce como el **síndrome polen-frutas.**

Otros causantes alérgicos relacionados con la comida son los **aditivos,** que puedes encontrar en algunos alimentos y que suelen ser usados como conservantes, texturizantes (emulgentes, espesantes, etc.) o como colorantes. También las **especias** pueden ocasionar rechazo y por consiguiente ser motivo alérgico, pero como es una de las afecciones menos comunes que apenas contagia a un 0,1 % de la población (o sea, a no más de 10 personas sobre cada 10.000), no se le dedicará especial atención en este manual.

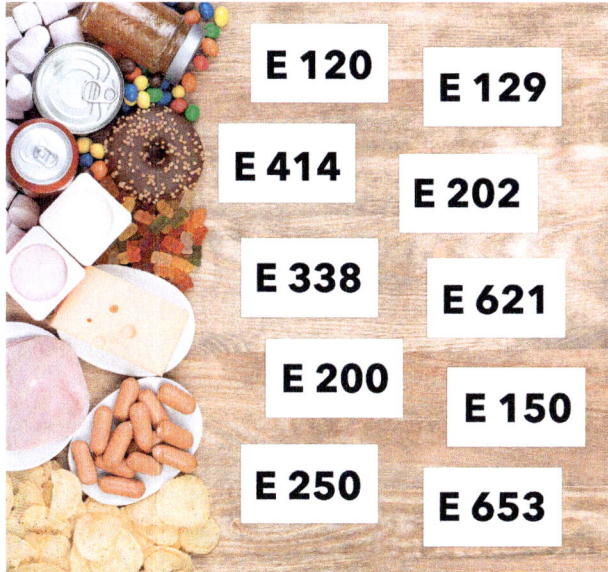

Aditivos que se añaden a los alimentos y que pueden producir también reacciones de rechazo, lo que los convierte en otro posible grupo de alérgenos.

El tipo de reacción alérgica no tiene por qué ir condicionada o en relación con la cantidad de sustancia que se ingiera, entre en contacto con la piel o se inhale. Esto quiere decir que, a veces, **una mayor exposición puede producir una menor reacción,** así como también se pueden dar los mismos síntomas o incluso mayores que en otras ocasiones en las que la exposición fuese indiscutiblemente menor, lo que supone algo tan **impredecible** como inevitable, quizá supeditado al estado en ese momento de nuestro sistema inmunológico o de nuestras defensas, de la sensibilidad temporal y de otros factores que escapan a nuestro control.

Otro factor es que una misma contaminación ante un mismo alimento pue-de, en un primer contacto, producir una reacción leve, pero posteriormente comportarse de otra manera mucho más agresiva y sufrirlo con una mayor intensidad siendo "lo mismo".

Puesto que la relación de alergias alimentarias también se puede interpretar como el listado de alergias existentes, te haremos algunas anotaciones al res-pecto. Es amplia la relación de alergias alimentarias, y a ellas, con los nuevos tiempos, el libre comercio de alimentos de todo el mundo, las mezclas que se realizan y las nuevas elaboraciones por el *boom* gastronómico mundial, se van sumando nuevos alérgenos que antes no estaban identificados dentro de las usuales sustancias susceptibles de causar reacciones negativas a la salud, siendo en determinados casos más complejo o laborioso de localizar.

El **listado de alergias más comunes** a modo genérico, es decir, por grupos alimentarios, es el siguiente:

- ⮑ **Huevos:** esta alergia se presenta con la ingesta directa de huevos, e in-directa por estar presente en alguna elaboración y por contacto táctil, principalmente.
  Como se ha dicho, la clara es la primera causante de las alergias, ya que contiene más proteínas.
  Algunos de los síntomas más comunes presentes en esta alergia son urticaria, inflamación cutánea, náuseas, vómitos, moqueo, congestión nasal, etc.
- ⮑ **Pescado y marisco:** alergias causadas por la familia de proteínas parval-búminas presentes en ellos, un tipo de proteínas termoestables que no se destruye ni modifica ni siquiera con tratamiento térmico. Las varieda-des de pescados más habituales que causan alergia son los gadiformes (bacaladilla y merluza), escombriformes como (la caballa, el atún, el bo-nito), pleuronectiformes (el gallo) y xiphiidae (pez espada).
  Los mariscos pueden producir reacciones alérgicas no inmunológicas (intoxicaciones) por la contaminación con tóxicos o gérmenes nocivos. Pero la alergia puede deberse a las tropomiosinas, algunas de las proteí-nas presentes en ellos.
- ⮑ **Leche de vaca:** reacción severa ante las proteínas lácteas como la be-talactoglobulina y caseína. No debemos confundirla con la intolerancia a la lactosa, que tiene que ver con la mala asimilación o sintetización durante la digestión y no con reacciones inmunológicas.
- ⮑ **Verduras y frutas:** en la alergia a frutas y verduras aparece un elevado factor genético conocido como prevalencia alérgica, de forma que, si un miembro familiar padece alergia, puede que en los descendientes direc-tos también esté presente. La proteína causante de la alergia en frutas y verduras es la profilina.

Un alto porcentaje de los alérgicos a la frutas y verduras lo son también a las gramíneas, al polen presente en tomates, ciruela, melocotón, manzana, nectarina, fresa, zarzamora, sandías, melón, almendra, cacahuete…, muchas de ellas de la familia de las rosáceas.

● **Frutos secos:** los alérgenos causantes de este tipo de alergia se encuentran en aquellos frutos secos y frutos (considerados frutos secos sin serlos) que más se consumen como el maní (cacahuete sin cáscara), nueces y avellanas, en mayor proporción, siguiéndole castañas, pipas, almendras, pistachos…, en menor porcentaje de contagios.

Es habitual que pedacitos, trazas o harinas de estos tipos de frutos estén presentes en galletas, chocolates y hasta en papillas de bebé, siendo igualmente de peligrosos para las personas sensibles que no toleran estos alimentos.

● **Legumbres y cereales:** una de las principales causas de la alergia de este grupo es su enorme consumo a nivel mundial. Son los alimentos con mayor presencia en todos los hogares y en muchos de los elaborados existentes, principalmente el trigo, presente en panadería, cárnicos, bebidas, etc., por el bajo coste de las proteínas presentes en ellos y por su capacidad para conferir textura, como espesante. Su importancia epidemiológica es algo inferior a la de los frutos secos, pero, aun así, es abundante por considerarse un alimento principal en todos los hogares.

 ACTIVIDAD COMPLEMENTARIA

2. Localiza una misma proteína que se encuentre presente en tres alimentos totalmente distintos. Explica qué tipo de alergia sería la más común que se podría contraer en el caso de que esa proteína nos causara alergia.

3.1. Tipos de reacciones alérgicas alimentarias

No todas las reacciones alérgicas reaccionan al instante de entrar en contacto con ellas, sino que existen diferentes frecuencias o tipos por la dilación en el tiempo, por el periodo que transcurre entre el momento del contacto y la aparición de los primeros síntomas. Fíjate cuáles son:

Inmediatas
- En un periodo inferior a 30 minutos desde la ingesta alimentaria, suelen mostrar los síntomas alérgicos de irritación, vómitos, urticaria, edema de Quincke o anafilaxia.

Diferidas
- Después de la ingesta (desde dos y hasta cuarenta y ocho horas), aparecen los síntomas, en principio, más leves que en las reacciones inmediatas. Crean síntomas en el aparato digestivo como malestar por inflamación, diarrea o vómitos. A esta reacción se la conoce como **enteropatía.**

Tardías
- El tiempo que transcurre entre el consumo del alimento con el alérgeno y la aparición de los primeros síntomas se demora varios días a modo de dermatitis atópica.

Los dos últimos tipos de las tres reacciones anteriores (las diferidas y las tardías) se pueden presentar a modo de "alergia puntual", es decir, que ocurren en alguna ocasión de manera aislada y, al volver a consumir ese mismo alimento en otro momento, no se reproduce ni desencadena ninguna reacción "negativa", por lo que puede que ni intervenga el sistema inmunitario y se considere una especie de intolerancia o intoxicación espontánea. También puede presentarse de manera crónica, y a cada ocasión en que se ingiera ese alimento específico, el cuerpo reaccione con similar sintomatología adversa, lo que no dejaría lugar a dudas de que se trata de una alergia determinada.

Dicho todo esto, las causas que dan lugar a la alergia pueden ser detectadas, pero, aun así, su comportamiento, hablando coloquialmente, variará en función del paciente, del estado personal o de salud que atraviese, sus genes, cantidad de alérgenos con que entre en contacto, etc.

───────

3.2. Causas

La exposición más científica de las causas por las cuales aparecen las alergias se debe a la reacción del sistema inmune ante factores genéticos, la flora de la barrera intestinal, la edad del individuo, la cantidad de la sustancia alérgena en el alimento, etc.

Es principalmente con la ingesta de alérgenos, sustancias o nutrientes presentes en los alimentos y que son rechazados por el organismo, por lo que se desencadena la alergia, que hace **activar al sistema inmunitario,** que se pone inmediatamente a la defensiva generando los **anticuerpos de inmunoglobulina E (IgE),** que actúan ante la supuesta amenaza liberando **histamina** y otras sustancias inflamatorias que producen la reacción alérgica. Estos anticuerpos a veces se asocian con los **basófilos** de la sangre.

Los síntomas pueden producir una inflamación intestinal o respuestas en la vía respiratoria, más concretamente en la mucosa, donde los **mastocitos** provocan la reacción. En las reacciones de la piel son también estas mismas células las que desencadenan la reacción alérgica.

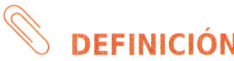 **DEFINICIÓN**

Histamina
Hormona dilatadora de los capilares y vasos sanguíneos (sistema circulatorio) que provoca la contracción musculatoria lisa (músculos involuntarios que recubren intestinos, vasos sanguíneos, esófago, estómago, cavidad cardíaca).

Basófilos
Es un tipo de leucocito que recibe el nombre de basófilo cuando se trata de células del sistema inmunológico capaces de teñirse fácilmente con colorantes básicos. A ellos se les responsabiliza del inicio de las reacciones alérgicas. Su misión es la de liberar los gránulos internos, cuyas sustancias facilitan el proceso inflamatorio y la eliminación de patógenos, si bien, cuando se descontrolan, se les considera detonantes de las alergias.

Mastocitos
También denominados células cebadas, se originan en las células madre y pertenecen a las células del sistema inmunitario, encargadas de sintetizar y almacenar distintas sustancias de la sangre como la dopamina, histamina o serotonina, entre otras; y más concretamente de regular los procesos inflamatorios y alérgicos, formando una eficaz barrera defensiva contra parásitos y bacterias.

3.3. Tratamiento/prevención

Pasadas las primeras fases de la alergia, aquellas en las que ya sabemos que somos alérgicos, que nos contagiamos, conocemos las causas del contagio, etc., saltamos a la última fase y no por ello menos importante, pues de esta dependerá nuestra afección o recuperación para paliar los síntomas y volver lo antes posible al estado natural.

Para ello seguiremos la siguiente secuencia lógica de consejos que nos resultarán de gran utilidad:

1. Identificar claramente el/los posibles alimentos que han ocasionado la reacción, los alérgenos. En personas muy susceptibles de contraer alergia o intolerancia, es muy útil tener una libreta y bolígrafo para ir anotando tanto lo que consumimos como los síntomas experimentados.
2. Acudir al especialista alergólogo para que sea quien asigne el pronóstico y tratamiento que ha de seguirse con garantías y efectividad, para que además pueda hacernos un seguimiento de la evolución de la alergia.
3. El primer remedio para prevenir la alergia es evitar a toda costa el o los alimentos que la causan, es decir, aquellos que contienen los alérgenos que nos son perjudiciales. Si la lista de alimentos que nos afectan fuese muy numerosa, entonces sería necesario encontrar sustitutos alimentarios que cubran nuestras carencias o necesidades nutricionales por motivos de salud, pues no sería recomendable solucionar un problema de salud (la alergia) y causar a la par otro por desnutrición.
4. Seguir las recomendaciones sobre el derecho y la necesidad de estar informados. Revisar el etiquetado minuciosamente para no incurrir en el descuido de contagiarnos con alimentos que contienen las sustancias que nos afectan, dado que son muchos los alimentos que comparten el mismo tipo de alérgenos en mayor o menor proporción y que estos pueden encontrarse enmascarados u ocultos en otro tipo de alimentos como precocinados, productos elaborados o manufacturados y que nos contaminen.
5. Otro de los factores de riesgo es la contaminación por manipulación, así que, como tratamiento, hemos de protegernos para una correcta manipulación evitando mezclar productos sin alérgenos con productos con contenido en ellos, para que nos garantice su ausencia o valor mínimo en la alimentación que vamos a consumir. Por ello es necesaria una buena higiene antes de la manipulación, durante y después. Y en casos graves, será necesario incluso el uso de guantes, de mascarilla y de gorro, así como métodos de esterilización aséptica para aislarnos de gérmenes y agentes patógenos.
6. Por casos de profilaxis o reacciones adversas se ha de haber establecido previamente, junto a nuestro especialista, un protocolo de actuación que evite posibles problemas graves e irreversibles, así como proveernos de un neceser de primeros auxilios con antiestamínicos, adrenalina o aquello que necesitemos para actuar contra nuestra patología en cuestión. Igualmente hemos de llevar siempre a mano el número de asistencia sanitaria o servicios de urgencias médicas más próximos a donde nos encontremos.
7. Realizar todas las revisiones que se establezcan para ver la evolución de la/s alergias y actualizar el tratamiento en función de las nuevas necesi-

dades si fuese necesario, así como de los nuevos fármacos, remedios o tratamientos novedosos que puedan mejorar la situación del paciente.

A su vez, como prevención también, en casos de niños con alergias o reacciones alimentarias adversas, **si son demasiados pequeños,** hay que avisar a guarderías, etc., para tenerlos bien vigilados en sus movimientos y reacciones, así como colocarles algún distintivo que alerte de que el niño es alérgico. **Si el niño es más mayor,** debe estar educado para no tomar alimentos de los demás, saber identificar a los que no puede ni acercarse y, aun así, que los padres dejen el aviso en el colegio si tiene concertado comedor o tenerle preparada su propia comida desde casa herméticamente sellada hasta el consumo, junto con sus propios cubiertos.

A modo de tratamiento también se deben conocer otros estados o situaciones que agravan la alergia para poder prevenirlos, como son: en niños menores de tres años, en épocas estivales o vacacionales, por descuidos, **alergia inducida por el ejercicio físico** relacionada con la **proteína LTP;** y en los adultos, si por artritis o patologías similares se estuvieran tomando AINES (antiinflamatorios no esteroides) o por acompañar las comidas con bebidas alcohólicas, por cocción de alimentos, etc., también podrían tales circunstancias activar algunas alergias alimentarias, por lo que hay que contemplarlo y evitar aquello que sea posible.

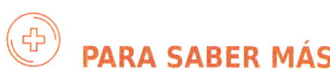

PARA SABER MÁS

Accede a los siguientes enlaces para conocer qué son las proteínas LTP, dónde se encuentran, los síntomas que producen y las medidas terapéuticas de control.

Continúa en página siguiente >>

<< Viene de página anterior

Alergia a proteínas transportadoras de lípidos (LTP)	**Alergia a frutas y verduras**

https://redirectoronline.com/sanp038po0101	*https://redirectoronline.com/sanp038po0102*

En el caso de que se esté realizando una **dieta de exclusión,** donde se limita o eliminan los alimentos alergénicos para dejar en su lugar una reducida serie de alimentos aptos para consumir sin riesgo, como método para conseguir una estabilidad clínica, hay que someterse a controles o supervisiones regulares que analicen nuestro estado nutricional.

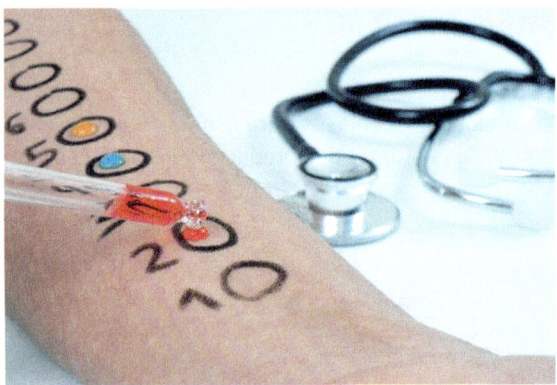

Prueba mediante reactivos para localizar cuáles son los alérgenos que nos causan la alergia alimentaria.

ACTIVIDAD COMPLEMENTARIA

3. ¿Por qué la realización de ejercicio físico puede inducir a la alergia o resultar contraproducente, cuando lo normal sería que ayudara a la mejoría como pasa con el deporte en casi todos los ámbitos o enfermedades?

   Redacta brevemente de qué trata la alergia inducida por ejercicio físico y cómo puede prevenirse.

4. Comprensión sobre la alergia al látex

 HILO CONDUCTOR

En HEALING CENTER también tratan la alergia al látex desde hace bastantes años e informan a la población de que los artículos que más alergias y síntomas producen con respecto al látex son los que encontramos en los objetos nuevos y finos creados con este tipo de polímero.

A igual que en la mayoría de las alergias alimentarias, el causante es nuevamente una proteína llamada **factor de elongación.** Y en los guantes de goma de látex natural, esta está presente en la especie de "polvillo" que los recubre. Por lo tanto, al entrar en contacto con dicha proteína, el cuerpo desarrolla **anticuerpos del tipo IgE,** presentes en las principales alergias.

 DEFINICIÓN

Anticuerpos IgE
La reacción alérgica viene desencadenada por la acumulación de defensas (anticuerpos) ante la sustancia alérgena. La inmunoglobulina E (IgE) aparece directamente relacionada en los cuadros alérgicos, dando una respuesta inmune a los agentes patógenos, generalmente parásitos que se desarrollan en las proteínas de mamíferos.

SABÍAS QUE...

Una curiosidad es que la papaína, una proteína contenida en la fruta de la papaya, provoca reacciones alérgicas homólogas a las producidas por la proteína del látex.

Al sangrar los árboles del caucho, es decir, al realizar incisiones sobre el sistema circulatorio o vascular del árbol, este desprende una suerte de líquido lechoso denominado látex. Una vez obtenido el látex en estado líquido, es procesado para formar parte de infinidad de objetos y materiales de uso corriente en alimentación, cosmética, sanidad y otros muchos más sectores.

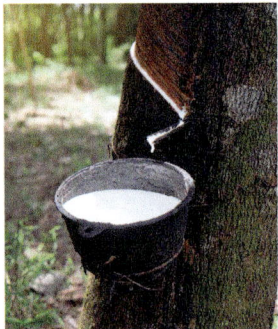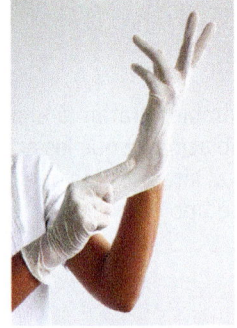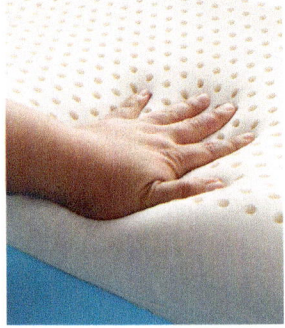

De izquierda a derecha, la primera imagen corresponde al sangrado del árbol o del caucho para extraer el látex natural. La segunda son los guantes corrientes de látex (también en azul) que se suelen usar en alimentación, desinfección, medicina…, un motivo de contaminación cruzada al entrar en contacto con los alimentos. En la tercera imagen vemos el látex transformado en almohada o colchón, una de las múltiples maneras en la que podemos entrar en contacto con el látex.

SABÍAS QUE...

Las reacciones alérgicas más severas al contacto con la proteína del látex las producen aquellas superficies finas y elásticas, especialmente al entrar en contacto con zonas húmedas como la nariz, boca, ojos, recto o vagina. Por el contrario, el caucho de mayor dureza no libera tantos alérgenos.

La reacción alérgica al látex no tiene por qué venir relacionada con al uso directo y exclusivo de objetos que lo contengan, sino que también puede darse por **contaminación cruzada,** o sea, por tocar con objetos que tienen esa película que recubre al látex alimentos como una manzana que, posteriormente, es ingerida causando la intoxicación. Por este motivo se aconseja tener especial cuidado en la manipulación de los alimentos para personas que acusan este tipo de alergia, e incluso el uso de otros tipos de materiales distintos al látex, para evitar el contagio.

Existe una asociación causante de alergias denominada **síndrome látex-fruta,** donde las enzimas conocidas como quitinasas del grupo III-IV reaccionan de forma cruzada con el alérgeno del látex en frutas (la proteína que comparten es el panalérgeno), tales como plátano, aguacate, castaña y kiwi.

 PARA SABER MÁS

Accede al siguiente vídeo monográfico donde una especialista alergóloga, Patricia Verdú, nos aclara en qué consiste exactamente el síndrome látex-fruta.

https://redirectoronline.com/sanp038po0103

Distingamos gráficamente entre los síntomas provocados por intoxicación por el contacto con el látex:

Leves	- Los reconoceremos como lagrimeo, tos, opresión pectoral, erupciones cutáneas, picores, enrojecimiento de la piel, urticaria o dificultad respiratoria.

Continúa en página siguiente >>

<< Viene de página anterior

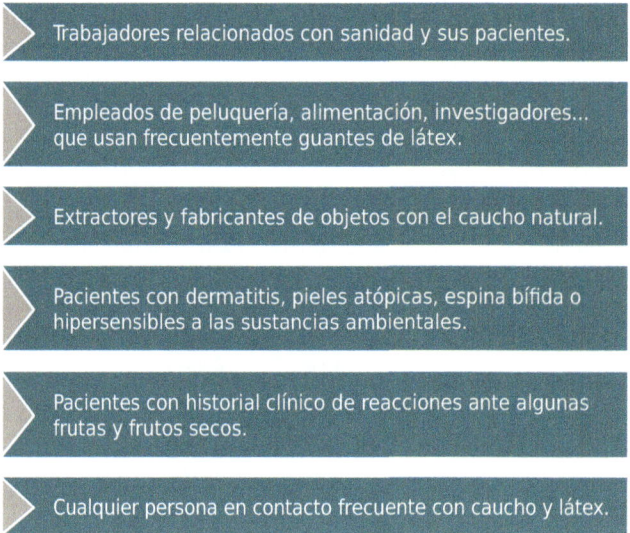

Graves
- Aparecerán como problemas respiratorios más agudos (asfixia), mareo, asma, taquicardia, hipotensión, estornudos continuados, náuseas, vómitos, pérdida del conocimiento, confusión o pulso alterado.

Los grupos de riesgo a la alergia del látex son principalmente los que te indicamos a continuación:

- Trabajadores relacionados con sanidad y sus pacientes.
- Empleados de peluquería, alimentación, investigadores... que usan frecuentemente guantes de látex.
- Extractores y fabricantes de objetos con el caucho natural.
- Pacientes con dermatitis, pieles atópicas, espina bífida o hipersensibles a las sustancias ambientales.
- Pacientes con historial clínico de reacciones ante algunas frutas y frutos secos.
- Cualquier persona en contacto frecuente con caucho y látex.

 SABÍAS QUE...

Algo tan inocente como es jugar con globos con niños, se puede tornar realmente peligroso para estos. Toca extremar la precaución también en bebés que utilizan chupetes, mordedores de dentición y otros útiles que contienen igualmente ese recubrimiento del látex que puede causar una alergia severa.

4.1. Manifestaciones clínicas de la alergia al látex

Los indicadores que infieren en cómo se manifiesta la alergia dependen de factores como: el tiempo de contacto con el látex, la cantidad de alérgeno que este contenga, la sensibilidad del paciente, etc. Otra variable será el **tiempo de latencia,** determinado por la diferencia entre el momento del contacto con el látex y el tiempo que tardó este en causar el efecto, es decir, en aparecer los primeros síntomas alérgicos.

A continuación te exponemos una tabla con las manifestaciones clínicas de la alergia al látex:

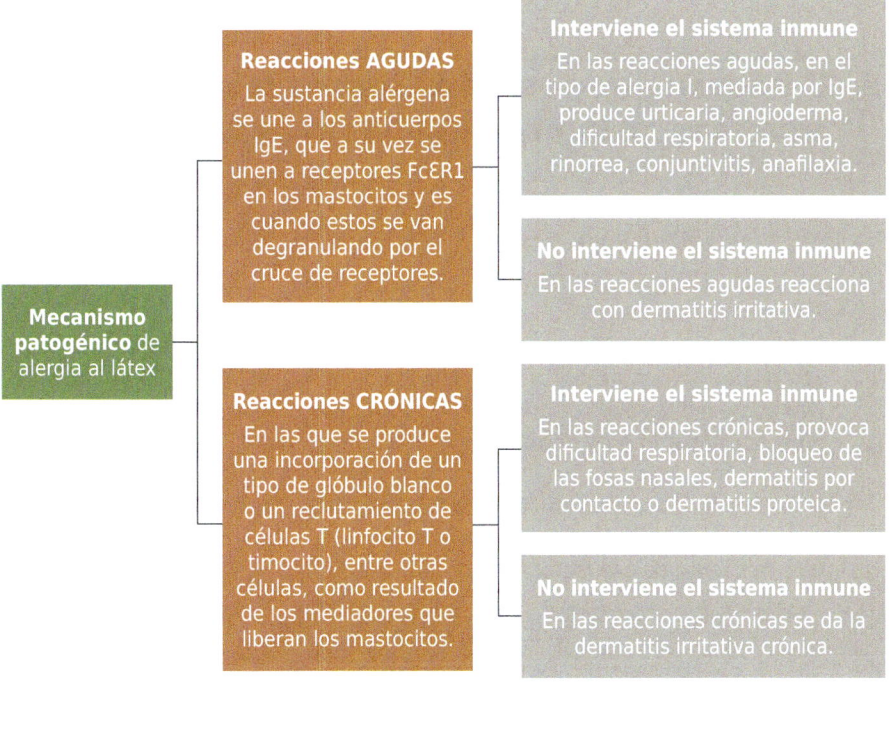

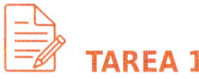 **TAREA 1**

En el día de hoy han acudido al hospital dos personas con una serie de episodios algo diferenciados: Francisco ha comenzado a notar que algunos alimentos no le sientan bien, y de hecho le están reaccionando con síntomas que se manifiestan

Continúa en página siguiente >>

<< Viene de página anterior

en el cuerpo mediante hinchazón, picor, náuseas… Por otro lado, han tenido que ingresar a Ángela y administrarle epinefrina, adrenalina, oxígeno, un antihistamínico y cortisona tras ingerir chocolate.

Evalúa las distintas asistencias médicas, cuéntanos cómo sería el procedimiento habitual que debe seguirse para poder llegar a conclusiones y determina entonces qué tipo de patologías han sufrido ambas personas, Francisco y Ángela, así como las posibles recomendaciones (de una manera extendida) que les darías para combatir el cuadro alérgico y evitarlo en un futuro.

5. Comprensión acerca de las reacciones adversas no inmunológicas a los alimentos

👉 HILO CONDUCTOR

Según HEALING CENTER, aquellas reacciones alérgicas en las que no interviene una respuesta inmunológica se las conoce como intolerancias. Estas intolerancias aparecen después de comer y pueden tardar incluso días en hacer acto de presencia los primeros síntomas.

Otra característica de la intolerancia o reacción adversa no inmunológica es que la sufre casi el 50 % de la población, pese a su desconocimiento. La intolerancia más frecuente es a la lactosa.

Confundidas con las alergias y asemejadas por sus síntomas, las intolerancias a los alimentos **se detectan** atendiendo a tres factores:

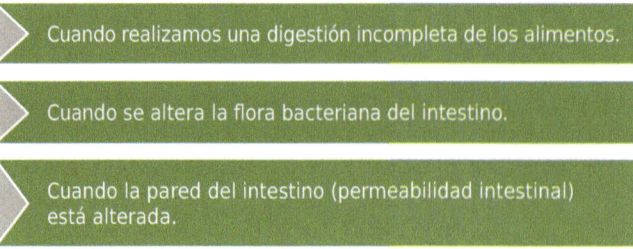

Cuando realizamos una digestión incompleta de los alimentos.

Cuando se altera la flora bacteriana del intestino.

Cuando la pared del intestino (permeabilidad intestinal) está alterada.

La forma de verificar la reacción alérgica no inmunológica a los alimentos
es a través de **test de sensibilidad o intolerancia alimentaria.** Con ellos se
estudian los niveles de anticuerpos (IgE) que reaccionan ante sustancias ali-
menticias que provocan síntomas adversos, se establece una dieta libre de
esos alimentos (**alimentos positivos**) y, en consecuencia, bajan los niveles
de anticuerpos, de forma que la reacción o hipersensibilidad se ve reducida
hasta que van desapareciendo los síntomas que de ello derivan.

Veamos a continuación un esquema con las diferencias más evidentes entre **alergias** inmunológicas e **intolerancias** no inmunes:

ALERGIAS ALIMENTARIAS
(permanentes, crónicas o irreversibles)

Identificación test Prick o de hinchazón
También conocido como pruebas cutáneas de alergia, son pruebas que se realizan sobre la piel depositando una cantidad ínfima de distintos tipos de sustancias susceptibles de causar alergias y se espera a ver si reaccionan o no. En caso positivo, a la sustancia reactiva se le llama alérgeno, y es la manera de detectar cuál o cuáles son los que causan alergia al individuo al que se le realiza el test.

Síntomas evidentes	Menos frecuentes	Pueden causar muerte	Alteración anticuerpos. Inmunoglobulina E
Los síntomas más frecuentes en episodios de alergia son el asma alérgica, que presenta dificultad respiratoria, tos, presión pectoral, silbidos pectorales; también la rinitis, molestias relacionadas con el sistema respiratorio como picor en la nariz, estornudos, rinorrea o sensación de taponamiento nasal.	Se las considera menos frecuentes en comparación a las intolerancias porque la alergia es considerada una enfermedad crónica equiparable al asma o la diabetes, que pueden llegar a sufrir entre 500-600 millones de habitantes a nivel mundial.	En los casos más extremos de reacciones realmente agudas, al entrar en contacto con los alérgenos, se puede producir la anafilaxia alérgica (reacciones alérgicas en varias zonas a la vez) o reacción anafiláctica (*shock* anafiláctico), y de no controlar estos síntomas inmediatamente, pueden llegar a producir alteraciones cardiorrespiratorias graves que deriven en muerte.	Hablamos de un anticuerpo que solo aparece en los mamíferos, aunque por contaminación cruzada pueda migrar a cualquier alimento. Reacciona ante determinados cuadros alérgicos y en respuestas del sistema inmunológico contra patógenos, principalmente contra parásitos.

INTOLERANCIAS ALIMENTARIAS
(reversibles)

Test de DRIA

Para este test (que no goza de prestigio profesional como sí ocurre con otras pruebas), lo que se hace es que se depositan pequeños extractos de los alérgenos por vía sublingual y se mide la pérdida de fuerza con anterioridad a la suministración de estos.

Muy frecuente

Las intolerancias están presentes en un mayor porcentaje que las alergias en la población mundial. En los hospitales se recibe en mayor número a pacientes que sufren de esta patología que de alergia.

Inmunoglobulina G

Se trata de uno de los cinco anticuerpos (IgG) humorales que el organismo produce. Es el que más abunda en los líquidos del cuerpo humano, utilizado para brindar protección contra bacterias e infecciones virales. Es el tipo de anticuerpo que aparece en las reacciones de intolerancia.

Síntomas leves

Los principales son los trastornos del aparato gastrointestinal como colon irritable, náuseas, molestias abdominales, gases, estreñimiento, diarrea, etc.; y trastornos dermatológicos como picores, erupciones cutáneas, urticaria, psoriasis, acné, eczema, etc. Se les podrían sumar otros síntomas leves respiratorios.

Difícilmente causarían muerte

Debido a que los síntomas que se manifiestan en las intolerancias son más leves, también causan menos daños a la salud, lo que no significa que no puedan darse casos de gravedad con episodios de anafilaxis igualmente y que puedan incurrir en muerte, lo que son casos extremos y que pocas veces se ocasionan.

 ACTIVIDAD COMPLEMENTARIA

4. Veamos tres casos de intolerancia alimentaria. Por ejemplo:

- Intolerancia al gluten.
- Intolerancia a la levadura.
- Intolerancia al sésamo.

Indica si dichas intolerancias podrían ser consideradas, a su vez, como alergias. En caso afirmativo justifica por qué y en qué casos si los hubiese.

Como has comprobado de manera bastante escueta, la intolerancia se comporta más amablemente que la alergia, pues sus síntomas son más suaves pese a que su incidencia en la población sea mayor al de las alergias. Raramente se puede corregir una alergia, mientras que en las intolerancias son más usuales los casos de remisión, corrección o desaparición de la patología.

Para las **pruebas cutáneas de alergia** o **Prick test,** se van colocando ínfimas y diferentes muestras de alérgenos, como una especie de gotas, sobre el antebrazo o la espalda del paciente, y en función de la intensidad de la reacción alérgica, se identifica qué la causa y la magnitud que esta tiene en el contrayente.

Para el **test de Dria,** basta con colocar una porción del alimento que creemos que nos causa reacción debajo de la lengua y comprobar si nos produce debilidad muscular, lo que indicaría una clara intolerancia a dicho alimento.

Análogos a la realización de pruebas epicutáneas se practican todo tipo de test, muchos de los cuales no cuentan con el beneplácito científico, pues no han demostrado una alta eficacia. La comunidad científica recurre a una serie pruebas más irrefutables como son los análisis de sangre, de ADN, cinesología aplicada, análisis capilar, biorresonancia, etc.

SABÍAS QUE...

Mediante un método tan simple y rápido de realizar como es la kinesiología o cinesología, se pueden detectar los desequilibrios del organismo por la respuesta muscular.

PARA SABER MÁS

Puedes acceder al siguiente enlace del *diario.es*, a su sección *Consumo claro*, donde exponen muchas curiosidades sobre los test de intolerancia alimentaria y por qué la Seguridad Social no los cubre.

Continúa en página siguiente >>

<< Viene de página anterior

https://redirectoronline.com/sanp038po0104

Para concluir este apartado, te exponemos un esquema centrado en las reacciones adversas de origen no inmunológico, por lo que se omitirán las inmunológicas, al igual que las infecciosas y no infecciosas producidas por la toxicidad alimentaria.

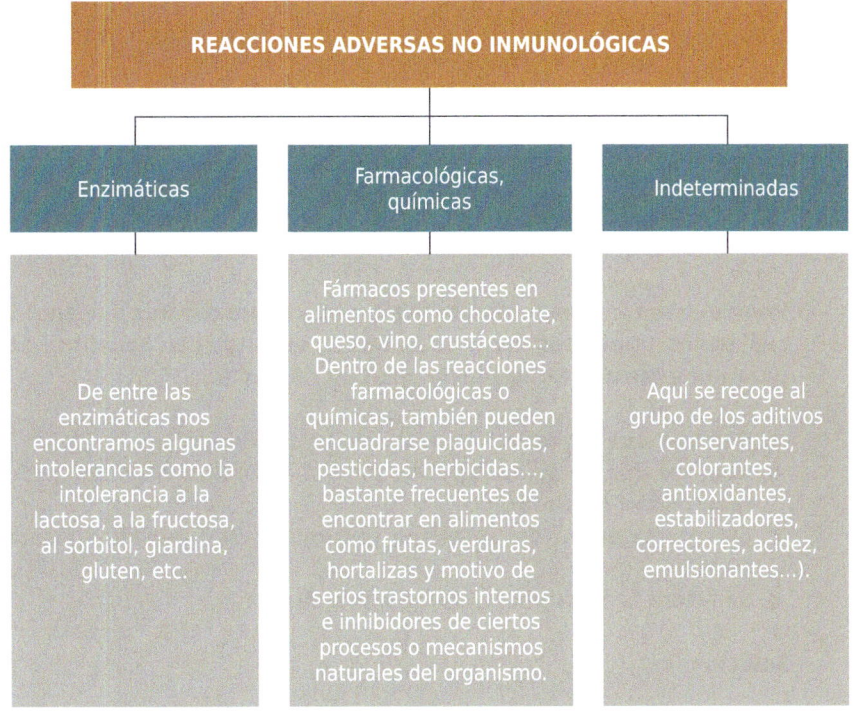

REACCIONES ADVERSAS NO INMUNOLÓGICAS

Enzimáticas	Farmacológicas, químicas	Indeterminadas
De entre las enzimáticas nos encontramos algunas intolerancias como la intolerancia a la lactosa, a la fructosa, al sorbitol, giardina, gluten, etc.	Fármacos presentes en alimentos como chocolate, queso, vino, crustáceos… Dentro de las reacciones farmacológicas o químicas, también pueden encuadrarse plaguicidas, pesticidas, herbicidas…, bastante frecuentes de encontrar en alimentos como frutas, verduras, hortalizas y motivo de serios trastornos internos e inhibidores de ciertos procesos o mecanismos naturales del organismo.	Aquí se recoge al grupo de los aditivos (conservantes, colorantes, antioxidantes, estabilizadores, correctores, acidez, emulsionantes…).

Las **reacciones o trastornos** a las que se puede relacionar las intolerancias alimentarias se manifiestan mediante los siguientes problemas de salud:

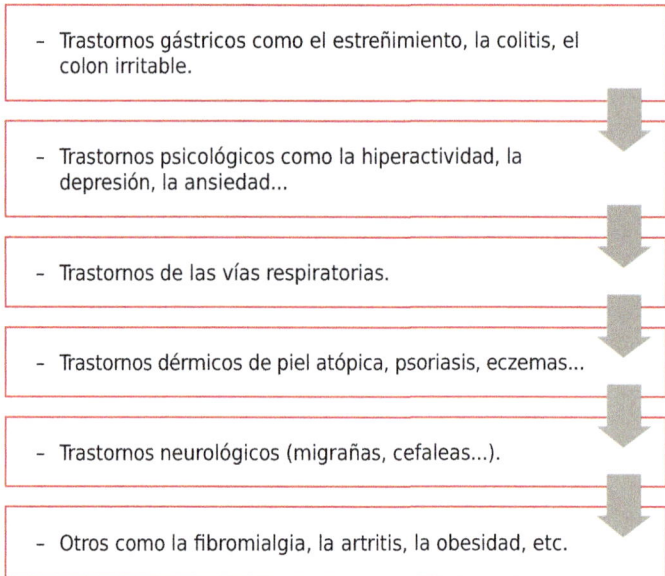

- Trastornos gástricos como el estreñimiento, la colitis, el colon irritable.

- Trastornos psicológicos como la hiperactividad, la depresión, la ansiedad...

- Trastornos de las vías respiratorias.

- Trastornos dérmicos de piel atópica, psoriasis, eczemas...

- Trastornos neurológicos (migrañas, cefaleas...).

- Otros como la fibromialgia, la artritis, la obesidad, etc.

APLICACIÓN PRÁCTICA

Hemos visto cómo se comporta la alergia, y ahora tendrás que encontrar cuál de los siguientes factores no se corresponde con aquellos usados para detectar una intolerancia, sino una alergia.

a. **Realizar una digestión incompleta de los alimentos.**
b. **Aparece una proteína repetida en distintos alimentos que provoca reactividad cruzada.**
c. **Cuando la pared del intestino (permeabilidad intestinal) está alterada.**
d. **Se altera la flora bacteriana del intestino.**

Solución

La respuesta correcta es la b), la reactividad cruzada no tiene que ver con los factores para la detección de la intolerancia en los alimentos porque se trata de

Continúa en página siguiente >>

<< Viene de página anterior

una reacción que se produce al ingerir proteínas que se asemejan con alérgenos y que activan la generación de anticuerpos, lo que está asociado al cuadro alérgico y no al de intolerancia.

---

6. Conocimiento acerca de la enfermedad celíaca

👉 **HILO CONDUCTOR**

HEALING CENTER establece una clara diferencia entre alergia a los cereales y la celiaquía. Y define la celíaca como una enfermedad causada en el intestino por la mala absorción de vitaminas, minerales y nutrientes. La mayor parte de dicha absorción se realiza en el intestino delgado que usa las vellosidades internas como conductores de los nutrientes que necesita el sistema linfático y vascular.

La **celiaquía** es una enfermedad autoinmune de intolerancia al gluten, proteína presente en algunos cereales como el trigo, la avena, el centeno, la espelta, la cebada, el kamut, la escanda menor o el triticale. Pero evidentemente no podemos quedarnos solo con el dato del origen del gluten, sino que este se camufla igualmente en infinidad de productos elaborados que contienen harinas y trazas de esos cereales. Pese a que socialmente, la enfermedad celíaca se relaciona con la intolerancia al gluten, es importante indicar que técnicamente, y basándonos en la Sociedad Europea de Gastroenterología, Hepatología y Nutrición Pediátrica (ESPGHAN), la enfermedad celíaca se define como:

Desorden sistémico con base inmunológica causado por la ingesta de gluten en personas con predisposición genética.

Dentro de la celiaquía **no hay distintos grados,** lo que deja claro que o se es celíaco o no se es. Donde sí existen diferentes grados de gravedad es en el **daño** que esta enfermedad causa al intestino. Las recomendaciones que deben evitarse son las siguientes:

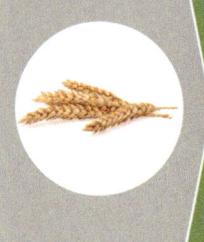

Gluten
- **Alimentos prohibidos**
Trigo, avena, centeno, cebada, espelta, kamut, tricale, escanda menor; bebidas alcohólicas y productos malteados a partir de cereales; elaboraciones que contengan cualquiera de las harinas realizadas con los cereales anotados. También sémolas de trigo, cuscús, fáculas, almidones y aditivos E (1404/1410/1412/1413/1414/1420/1422/1440/1442/1450).

Sin gluten
- **Alimentos seguros**
Harinas de arroz, de maíz, trigo sarraceno, garbanzos, altramuces, almendras, castañas, soja, amaranto, quinoa, mijo; frutas, verduras, hortalizas y legumbres; lácteos y derivados, consultando etiquetado; pescados, mariscos, carnes (no rebozadas ni enharinadas... al natural); arroz, maíz, tubérculos, huevos.

Dudosos
- **Alimentos peligrosos**
Bollería, zumos, patés industriales...; elaborados cárnicos (embutidos, albóndigas, hamburguesas, salchichas, *nuggets);* quesos procesados (tranchetes, rallados, de untar); conservas de pescado; helados, conservas en general, salsas, sopas, cremas, *snacks* o aperitivos; cacao, frutos secos o golosinas que puedan contener trazas por contaminación.

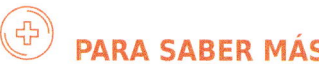 **PARA SABER MÁS**

Para informarte sobre todo lo que compete a la celiaquía, los alimentos con gluten, las dietas alternativas, las causas o situaciones más comunes que ocasionan esta enfermedad, las ayudas para sobrellevar la celiaquía y mucha más información oficial, puedes recurrir a FACE en el siguiente enlace:

https://redirectoronline.com/sanp038po0105

 ACTIVIDAD COMPLEMENTARIA

5. Anota de cabeza, sin consultar ninguna fuente de información, algunos productos que son seguros, otros no seguros y otros dudosos relativos a la celiaquía.

   Y una vez realizada esa primera fase, indica si los productos considerados como dudosos podrían tener cabida en el grupo de los seguros y en el de los no seguros, en qué casos y por qué.

 TAREA 2

Lucía se ha propuesto dar un almuerzo familiar, pero al realizar las invitaciones a los miembros que van a asistir, cae en la cuenta de que dos de ellos son celíacos, por lo que le surgen una serie de dudas. Una de ellas es, ¿qué tipo de cereal o pan deberá comprar?

Continúa en página siguiente >>

<< Viene de página anterior

A Lucía se le da bien hacer pasta, por lo que será el plato estrella de su almuerzo. Pero quiere emplear una harina que no perjudique a la salud de los asistentes que son intolerantes al gluten. ¿Podrías aconsejarle?

----

7. Resumen

Dentro de las consideradas reacciones adversas, es decir, dentro de la manera que tiene el organismo de decir "esto no me sienta bien", recordemos que *alergia* e *intolerancia* son dos cuestiones diferentes, aun presentando ocasionalmente una sintomatología similar.

Principales reacciones adversas:

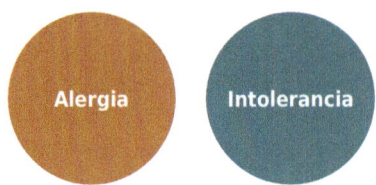

Alergia es la reacción del sistema inmunológico que crea anticuerpos para defenderse ante sustancias que rechaza el organismo. Y la relación de las alergias entre sí consiste en que la mayoría provienen de una ingestión, contacto o inhalación de determinadas proteínas que suelen ser los alérgenos más presentes y reactivos de la alimentación.

Por otro lado, la **intolerancia** es la respuesta no inmunológica a determinados alimentos o nutrientes que no se tolera, por su indigestión, mala sintetización, problemas enzimáticos, etc.

Para detectar cuál de los dos, o si son ambos los casos que nos afectan, el paso siguiente es acudir a especialistas que, mediante determinadas **pruebas** o test, resuelvan la realidad de nuestra patología, que hallen cuáles son las causas de contagio y qué tratamiento se ha de seguir tanto para prevenir como para curar una vez que se ha dado la alergia o intolerancia y haya que controlarla.

Seguidamente se establece una **dieta** segura y personalizada que impida contraer la reacción adversa a la que seamos sensibles.

Otro de los pasos siguientes que se deben atender son los controles o revisiones periódicas, para ver la evolución de la alergia o intolerancia en nosotros, los posibles cambios o actualizaciones en cuanto a alimentación, tratamientos, etc.

Las alergias e intolerancias más comunes se dan en los siguientes grupos alimentarios:

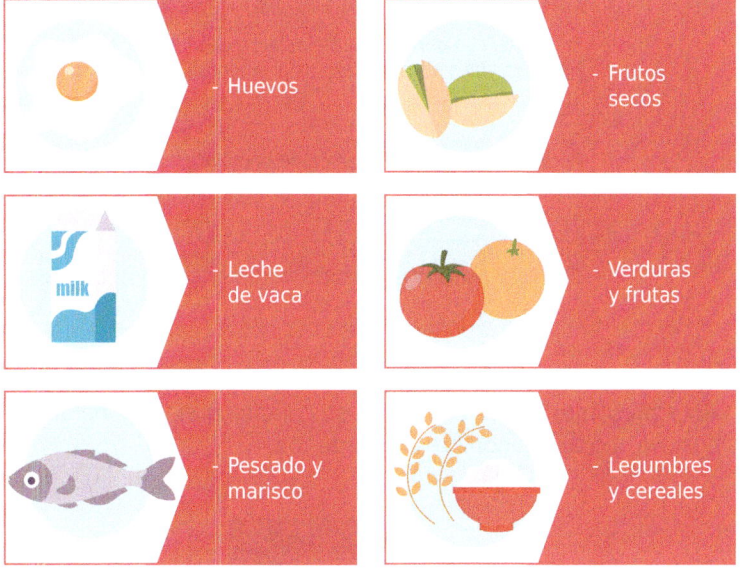

Las reacciones alimentarias pueden ser:

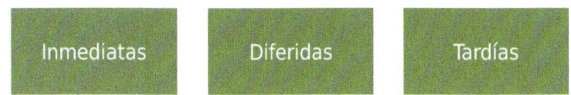

La **alergia al látex** sí que tiene relación directa con la alimentación, ya que su uso es muy frecuente en su manipulación y existe un alto porcentaje de la población afectada por ese caucho natural, en especial, por la proteína que se halla en el polvillo que recubre tanto guantes como una amplia gama de productos o artículos que se emplean en cocina, laboratorios, medicina, etc.

Los principales riesgos de contraer alergia al látex los encontramos en:

- Trabajadores relacionados con sanidad y sus pacientes.

- Empleados de peluquería, alimentación, investigadores... que usan frecuentemente guantes de látex.

- Extractores y fabricantes de objetos con el caucho natural.

- Pacientes con dermatitis, pieles atópicas, espina bífida o hipersensibles a las sustancias ambientales.

- Pacientes con historial clínico de reacciones ante algunas frutas y frutos secos.

- Cualquier persona en contacto frecuente con caucho y látex.

Los causantes de tales afecciones son principalmente las proteínas y los tóxicos presentes en los alimentos, sustancias que, al generar una reacción positiva, reciben el nombre de alérgenos.

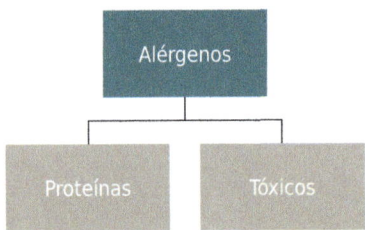

Ejercicios de autoevaluación
Unidad de Aprendizaje 1

1. ¿Qué significa alergia?

    a. Es un tipo de intolerancia.
    b. Es una reacción inmunológica.
    c. Es una intoxicación.
    d. Es una reacción no inmunológica.

2. Indica qué se entiende por alérgeno:

    a. Sustancia o proteína presente en los alimentos.
    b. Toxinas presentes en algunos alimentos.
    c. Una respuesta de los anticuerpos.
    d. Sustancia que causa una reacción positiva.

3. Determina si la siguiente oración es verdadera o falsa: "La reacción positiva es aquella que desactiva los mecanismos de defensa contra los agentes patógenos o alérgenos".

    ■ Falso
    ■ Verdadero

4. Indica, entre las siguientes opciones, qué afirmación no es correcta:

    a. Las alergias se activan debido al frío.
    b. Las alergias suelen originarse al comer fuera de casa.
    c. En la intolerancia surgen problemas de asimilación de los alimentos.
    d. Las intolerancias son más comunes que las alergias.

5. De entre las siguientes reacciones, una no corresponde a las no tóxicas. Indica cuál es:

    a. Aversión
    b. Intolerancia

    c. Alergia
    d. Intoxicación

6. Determina si la siguiente oración es verdadera o falsa: "La aversión a los alimentos solo se da cuando estos son visibles, cuando pueden ser detectados por la persona que sufre esta afección".

    ■ Verdadero
    ■ Falso

7. Relaciona cada palabra con su homólogo:

    a. Reactividad cruzada
    b. Síndrome polen-frutas
    c. Los aditivos
    d. Enteropatía

    1. Otros causantes alérgicos.
    2. Causan inflamación en el digestivo.
    3. Sustancias aéreas producen reacción.
    4. Alérgenos similares al polen.

8. Indica cuál de las siguientes definiciones es un error:

    a. La proteína LTP se asocia a la alergia por ejercicio físico.
    b. La dieta de exclusión es la integrada por alimentos alergénicos.
    c. Las alergias se producen por una respuesta inmunológica.
    d. La ovoalbúmina es un alérgeno del huevo.

9. Se considera factor de elongación a la proteína que causa alergia en:

    a. Látex
    b. Lactosa
    c. Cereales y legumbres
    d. Marisco

10. **Establece la secuencia u orden lógico ante un cuadro de alergia o intolerancia.**

   a. Establecer una dieta y un tratamiento para evitar alergias o intolerancias y poder combatirlas.
   b. Notificar al médico los síntomas que estamos padeciendo.
   c. Identificar qué alimentos se han ingerido y cuándo han comenzado los síntomas.
   d. Realizar test de sensibilidad e intolerancia alimentaria.

Identificación de los principales alimentos causantes de alergia e intolerancias alimentarias

Contenido

Objetivos

El objetivo general de esta Unidad de Aprendizaje es:

→ Saber reconocer qué alimentos o sustancias presentes en ellos son propensos a provocar algún tipo de reacción alérgica o intolerancia en la población sensible y conocer los mecanismos de defensa que podemos activar para combatirlo.

Los objetivos específicos de esta Unidad de Aprendizaje son:

→ Identificar qué pasos lógicos se han de seguir ante una posible alergia.

→ Localizar posibles sustitutos de los alérgenos que nos afecten.

1. Introducción

Para poder **identificar** aquellos **alimentos** que ocasionan alergias e intolerancias alimentarias, podemos poner la atención en una serie de pautas que van marcando ese camino informativo necesario que permitirán actuar sin riesgo, tanto a la hora de la manipulación de los alimentos como en el caso de su consumo, y que servirá a su vez para detectar las alternativas existentes que impidan incurrir en un tedio alimentario que nos pudiese perjudicar la salud.

Esas pautas anotadas hacen mención al **etiquetado** en los alimentos, distintivos que toda la alimentación envasada y no envasada debe o debería llevar; más adelante se verán algunas excepciones. A la **simbología** que se ha ido derivando de ello, se suma toda una serie de símbolos que nos señalan claramente y a simple golpe de vista qué tipo de sustancias contiene un alimento, para quién es apto o para quién no está recomendado. Además, se recomienda acudir a los listados confeccionados por las principales agencias de salud del país donde se relacionan concienzudamente todos aquellos productos causantes de distintos tipos de alergias e intolerancias y que, por lo tanto, es recomendable evitar, así como las causas que ocasionan esos episodios reactivos y los tratamientos para paliarlos.

Ocasionalmente, la sustancia causante de la alergia o intolerancia cuesta localizarla porque, dado el auge en los últimos quince años, cuando se han disparado los contagiados o gente propensa a sufrir este tipo de patologías, ha surgido otra serie de reacciones a sustancias que antes eran inocuas o desconocidas. Sustancias que han sido producto del libre comercio, motivo por el que llegó a nuestras cocinas, o por tratamientos fitosanitarios antiplagas presentes en la materia prima, o que por la bajada de calidad de determinados elaborados termina repercutiendo negativamente en nuestra salud, y en especial en la de aquella población más sensible.

Igual de importante es la cuestión de los espacios, lugares donde se manipula, envasa o almacena esa mercancía alimentaria. Donde es necesaria la realización de una investigación para detectar qué alérgenos se encuentran en el ambiente, qué efectos pueden causar al compartir espacio con alimentación, establecer un sistema de higiene, de mantenimiento y control sobre esos alérgenos presentes en las instalaciones. Ahí se realizarán también analíticas de autocontrol mediante test, que servirán para medir el nivel de seguridad, los alérgenos presentes no solo en el inmueble, sino también en la recepción de la mercancía (BPF, "buenas prácticas de fabricación"), donde se determinarán factores tales como: si el manipulado fue aséptico, si las prácticas de los proveedores que suministran mercancía eran las correctas o no, si los procesos de fabricación tuvieron presente el tema alérgenos, si evitaron la contaminación cruzada, etc.

Otro método eficaz para obtener información relativa a los alimentos y para detectar los posibles alérgenos que estos contuvieran, es seguir la trazabilidad de los productos. Recurrir al análisis de peligros y puntos de control crítico (APPCC) enfocado en los alérgenos.

Para ello nos seguiremos basando en el caso de la clínica privada HEALING CENTER de Málaga, aunque en esta ocasión, pondremos el foco en su Departamento de Información al Cliente, encargado de asesorar sobre cualquier información concerniente con el tema alimentario relacionado con alergias o intolerancias y con el látex.

2. Interpretación del etiquetado de alimentos y de la simbología relacionada

☞ HILO CONDUCTOR

En HEALING CENTER recomiendan webs y organizaciones relacionadas con las patologías para tratar de ofrecer a los usuarios información extra como apoyo a las funciones que vienen desempeñando. En este caso acuden a Facua, Consumidores en Acción, donde se enuncia que la normativa del etiquetado prohíbe lo siguiente:

- Que se atribuyan cualidades-propiedades que un artículo no tiene.
- Que presuma de poseer características que lo hacen especial cuando en realidad es idéntico a artículos similares.
- Atribuirse cualidades sanadoras que no posee. Salvo que sea agua mineral o productos especiales para pacientes celíacos.

Dicha nota prohibitoria es extensiva al entorno donde se elaboran estos artículos, a los útiles usados en su elaboración, al formato en que se presenten e incluso al *marketing* o publicidad que de ellos se haga.

Los productos alimentarios se sirven de un etiquetado como método didáctico para dar a conocer sus características y, de ese modo, facilitar la elección por parte del consumidor. **La etiqueta en los alimentos** es el distintivo de información y control de seguridad presente en estos.

Como método informativo, debe exponerse en algún lugar bien visible del artículo. Que su contenido sea comprensible, de lenguaje simple, con un tipo de escritura legible e indeleble para que durante su manipulación no sea borrada con facilidad.

SABÍAS QUE...

La etiqueta, a su vez, tiene que hacer honor a la verdad, es decir, que en su contenido no se use publicidad engañosa, y que datos como su naturaleza u origen, su composición (las cantidades, calidad, ingredientes), fechas, empresa que lo fabrica o distribuye, etc., sean todos datos reales que no induzcan a error ni duda por parte del consumidor.

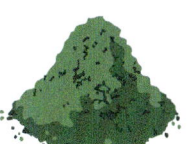

PESO NETO 125 g

SUGERENCIAS DE USO: Se pueden consumir con agua, batidos, ensaladas, sopas, postres, salsas, etc.

DOSIS RECOMENDADA: 5 g al día/en caso de querer aumentar la dosis se puede llegar a 10 g al día.

ALGUNOS DE LOS BENEFICIOS PARA LA SALUD: Muy rica en proteínas con alto contenido en aminoácidos esenciales. Rica en minerales como el hierro y el zinc, que ayudan a prevenir anemias ferropénicas y para fortalecer uñas, cabello y piel.

INGREDIENTES: 100 % Espirulina polvo* (*de cultivo ecológico)

ANALISIS NUTRICIONAL (POR 100g): Valor energético 1402 kj/335 Kcal, grasas 1 g, hidratos de carbono 13,1 g, fibra 5,1 g, proteínas 65,6 g, sodio 0,9 g, potasio 1.040 mg, calcio 332,5 mg, hierro 83,2 mg, vitamina B6 18,5 mg. Vitamina E 12,7 mg.

No contiene gluten. Contiene sulfitos naturalmente presentes, Puede contener trazas de frutos de cáscara (almendras), granos de sésamo y de avena.

CONSERVAR EN LUGAR FRESCO Y SECO
CONSUMIR PREFERENTEMENTE ANTES DE: 09-2020
LOTE: LI,1809.6667.00

422841008423

Aquí vemos una etiqueta muy completa sobre un producto alimentario que cumple la nueva normativa, donde además de los datos tradicionales (energía, hidratos, proteínas, grasas, sal...), se expresan otros como son las sugerencias de uso, las vitaminas y minerales que contiene y los alérgenos. Esta última información que viene al final de la etiqueta, en la parte inferior, especifica que es un producto sin gluten (por lo tanto, apto para celíacos), que cuenta con sulfitos y que puede contener trazas de almendra, sésamo y avena principalmente, pero también podría albergar trazas de otros frutos con cáscara.

ACTIVIDAD COMPLEMENTARIA

6. Explica qué ocurriría si los productos alimentarios no tuviesen etiquetado por obligación. ¿Y si lo tuviesen pero pudieran dar una información voluntaria y no una específica de obligado cumplimiento?

Actualmente, la información alimentaria obligatoria que debe facilitar el sector industrial alimentario, viene determinada por, entre otras normativas, el Reglamento (UE) n° 1169/2011 y el Real Decreto 126/2015, de 27 de febrero, indicándose como premisas e información a mostrar la siguiente:

- **Legibilidad:** el tipo de letra será: 1,2 mm para envases mayores de 80 cm² y 0,9 mm para envases de menos de 80 cm².
- **Excepciones de información obligatoria:** para los envases de más de 10 cm², se deberá especificar: nombre del alimento, cantidad neta, fecha de duración mínima y alérgenos; mientras que los envases menores de 25 cm² tienen que exponer la información nutricional no preceptiva.
- **Etiquetado de origen:** normativa que deberá aplicarse a la carne de cerdo, de oveja, de cabra y aves de corral en cualquiera de sus formatos: fresca, refrigerada o congelada. Se tendrá que especificar cuál es el país de origen y el sitio del que procede el ingrediente primario.
- **Indicación del origen vegetal de aceites y grasas:** se obligará a indicar la procedencia específica de los aceites vegetales presentes. En caso de que sea posible, se deberá mencionar "en proporción variable".
- **Indicación de la fecha de congelación y descongelación:** la expresión "congelado en" es preceptiva para productos cárnicos y productos de pesca no transformados; y la expresión "descongelado", para productos descongelados antes de la venta, salvo ingredientes presentes en producto final, alimentos cuya congelación es precisa en la producción y aquellos en los que la descongelación no produzca un impacto negativo.
- **Etiquetado nutricional obligatorio:** la información sobre energía, hidratos de carbono, proteínas, grasas (saturadas e insaturadas), azúcares y sal se debe indicar de manera agrupada y expresarla en función a la proporción, pudiendo ser por 100 g o 100 mg.
- **Etiquetado nutricional voluntario:** en la cara delantera o principal del envase se puede repetir la información nutricional libremente y solo la relativa al valor energético o anotando también los azúcares, las grasas y la sal.
- **Ácidos grasos trans:** informe de la Comisión en el plazo de tres años sobre la necesidad de una nueva legislación al respecto.

- **Menciones adicionales obligatorias:** también se debe hacer mención a otra serie de indicaciones tales como: si el producto se envasó en atmósfera protectora, mención sobre cafeína, edulcorantes, ácido glicirrícico o sal de amonio, fitosterol…
- **Ingestas diarias de referencia:** se menciona la necesidad de presentar una definición legal para "alcopops", término que en una primera intervención fue definido como refrescos con alcohol. Siempre que estas bebidas (que no podrán ser consideradas como refrescos) tengan un grado alcohólico superior a 1,2 %, se tiene que especificar el grado alcohólico volumétrico adquirido; por debajo de ese volumen de 1,2 % se puede prescindir de la lista de ingredientes, así como de la información nutricional.
- **Alcopops:** tipo de información indicada principalmente para las vitaminas y minerales en adultos.
- **Bebidas alcohólicas:** es a partir del 1,2 % de alcohol cuando se debe detallar una lista de ingredientes no preceptiva.
- **Etiquetado de nanoingredientes:** es preceptivo o de obligado cumplimiento la indicación de todos los nanomateriales con función de ingredientes presentes en el producto final, precedido de la terminación "nano". Igualmente se considerarán nanoingredientes aquellos nanomateriales que cumplan una función directa o indirecta como ingrediente.
- **Alérgenos:** en los productos envasados se contrae la obligación de destacar la información relativa a los alérgenos con la tipografía descrita en la lista de ingredientes. En los alimentos no envasados, también es obligatorio mencionar los alérgenos.
  Lo que pretende la Unión Europea con esta reglamentación es el fomento de la **dieta sana entre los consumidores** y que el consumidor final pueda acceder a más información sobre lo que está consumiendo.

Por tanto, la etiqueta no solo es la carta de presentación de un artículo, sino que también es el **medio de comunicación entre los productores y los consumidores.** Se trata sin duda de un dispositivo de gran utilidad para conocer una información de gran relevancia relativa a los alimentos dispuestos para su consumo.

Pero, como etiqueta no solo se considera a la información escrita sobre el papel o pegatina presente en los artículos de alimentación, sino también a los distintivos, símbolos, dibujos… que lo relacionen con el producto y se coloquen en la parte del envase que sea con indiferencia de su formato (lazo, collarín, tapón, reverso, rótulo, etc.).

Ni que decir que esa simbología relacionada con los productos alimentarios tiene que cumplir las mismas normas que la etiqueta propiamente dicha.

Alguna simbología como el etiquetado se viene estandarizando desde el año 2014 según la Comisión Europea, con la finalidad de que resulte más sencillo en toda la comunidad adquirir productos alimentarios con total seguridad de elección para la salud, se encuentre donde se encuentre el consumidor.

3. Identificación de los símbolos en el etiquetado de alimentos aptos para celíacos

☞ HILO CONDUCTOR

En HEALING CENTER saben de la importancia actual que tiene la simbología en los alimentos, ya que, mediante un simple golpe de vista, el consumidor, tendrá la capacidad de ver y entender si un producto es apto o no para él o para las personas con determinadas patologías relacionadas con algunos de los muchos trastornos alimentarios que existen y de entre los que se puede citar la enfermedad celíaca.

Hablar del etiquetado necesario para la **protección del celíaco** es mencionar que este requiere de una adaptación especial que debe quedar claramente recogida tanto en la redacción de la composición del alimento como en la simbología que este muestre, e incluso en la publicidad alimentaria.

Puesto que la celiaquía es una enfermedad concreta que se manifiesta con el "divorcio" entre el consumidor y el gluten, también el etiquetado que recoja dicha incompatibilidad ha de ser totalmente directo y conciso, para que, al contemplarlo, no genere la menor duda de que se trata de un producto apto para celíacos, o lo que sería lo mismo, que no contiene gluten, que está libre de él, que puede ser consumido con total garantía o seguridad.

Como símbolos propiamente dichos, existen multitud de ellos que expresan o intentan expresar su contenido sin gluten, pero no todos son simbología oficial o estandarizada y pueden inducir a duda. Muchos particulares, empresas y organismos intentan colocar su distintivo creativo y recurren a diseños propios , siendo el símbolo más común el representado por una espiga barrada. No obstante, no se trata de un símbolo oficial. De hecho, de forma oficial, el término oficial que debe aparecer en los productos libres de gluten es "sin gluten". Ese término indica al consumidor final que se encuentra ante un producto libre de gluten, y que por lo tanto es totalmente fiable consumirlo.

Si en el etiquetado se apreciara un dibujo, gráfica o sello con este dato: **20 ppm,** se certifica que el producto está por debajo de 20 partes por millón y, *a priori,* la persona celíaca podría (según diferentes estudios realizados) consumirlo también sin miedo a enfermar porque es la barrera o tope máximo que puede ingerir un celíaco sin peligro alguno de toxicidad. No obstante, todo dependerá del grado de tolerancia o daño intestinal que le suponga la presencia de gluten al intolerante.

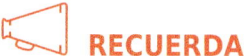 **RECUERDA**

Algunas incompatibilidades al gluten son tan graves o extremas que nada donde esté presente, ni nada de cualquier cereal que lo contuviere, podría entrar en contacto con la comida, utensilios o prendas del afectado, porque contraería inmediatamente la enfermedad.

A continuación exponemos algunas muestras de los distintos símbolos o sellos que se suelen usar y que certifican según las marcas o entidades comercializadoras la ausencia total de gluten o por debajo del nivel de peligro:

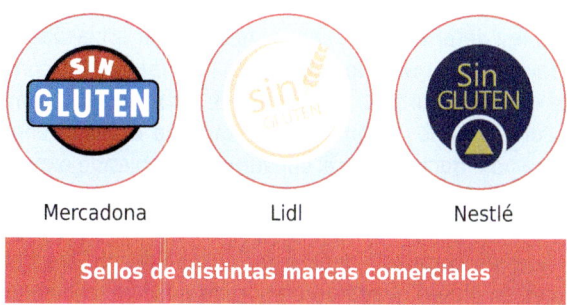

| Mercadona | Lidl | Nestlé |

Sellos de distintas marcas comerciales

Continúa en página siguiente >>

<< Viene de página anterior

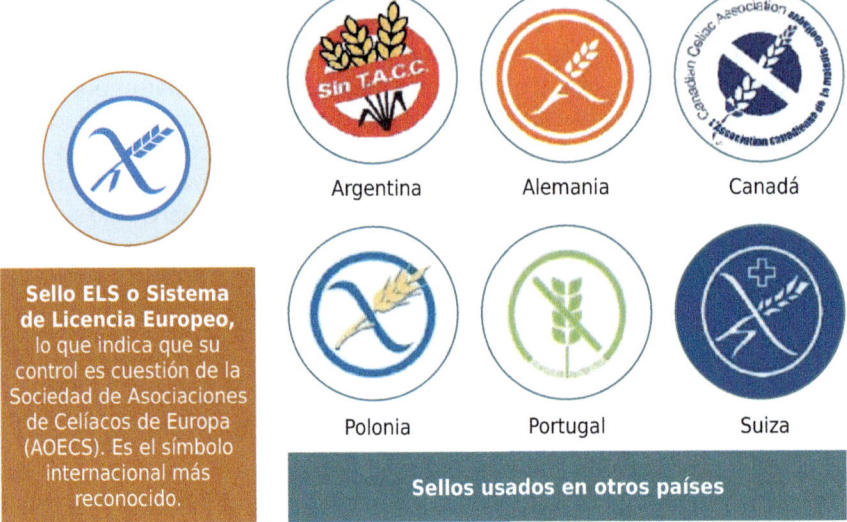

Sello ELS o Sistema de Licencia Europeo, lo que indica que su control es cuestión de la Sociedad de Asociaciones de Celíacos de Europa (AOECS). Es el símbolo internacional más reconocido.

Argentina — Alemania — Canadá

Polonia — Portugal — Suiza

Sellos usados en otros países

 EJEMPLO

Imagina que queremos montar un negocio de bebidas alimentarias sin alcohol y comercializar nuestros productos, motivo por el cual nos tocará envasarlos para poderlos distribuir.

Pues bien, la ley determina que, por el hecho de ir envasados, también hayan de ir debidamente etiquetados. Además, la información contenida debe ser claramente legible y correcta, que no lleve información falsa sobre sus componentes. Por otro lado, la simbología usada ha de ir en consonancia con el producto para no inducir a error al consumidor, debiendo exponer los alérgenos (en caso de que los tuviera).

Si resulta que las composiciones o formulaciones de las bebidas no llevan cereales ricos en gluten ni se han elaborado en la misma zona donde se haya manipulado alimentos con esa proteína, también sería recomendable usar el término "SIN GLUTEN" para aportar una mayor información y que el potencial cliente alérgico sepa que está ante una bebida que puede consumir. Dato que nos ofrece la posibilidad de informar a otro grupo de consumidores que, de otro modo, no se interesaría por nuestros productos ante la duda.

4. Comprensión del listado de alimentos aptos para celíacos

👉 HILO CONDUCTOR

En HEALING CENTER, además de atender las patologías una vez contraídas, también realizan tratamientos preventivos tales como dietas específicas que ayudan a pacientes que luchan contra agresiones como la del gluten en el sujeto celíaco. Sin duda, es una de las mejores medidas con la que mantener controlada esa enfermedad, pues erradicando de la dieta todo aquello que contenga o pueda contener el alérgeno, se anula o se reduce al mínimo la posibilidad de contracción de este tipo de reacción.

Las personas que pueden contagiarse fácilmente por contacto con alimentos ricos en gluten deben seguir una dieta que evite ese trastorno digestivo y, por consiguiente, los problemas de salud derivados de ello.

Quizá la mejor manera de saber qué alimentos se pueden consumir sin peligrosidad alguna por parte de un celíaco sea recurrir a lo antagónico, es decir, a la **lista de sus opuestos.** Esto es, que se conozca suficientemente bien aquellos alimentos que sí contienen gluten y que, por lo tanto, se sepa que son inapropiados para este tipo de pacientes. Sin embargo, en algunos supuestos asaltará irremediablemente la duda porque nos encontraremos delante de productos nada familiares, exóticos, elaborados con productos desconocidos. Ante ello, no podremos contar con la certeza de que no nos afecte, por lo que será necesario recurrir a fuentes fiables de información que hablen sobre ellos, donde aparezca su composición, o que un laboratorio nos asegure que no contienen la proteína causante de la celiaquía.

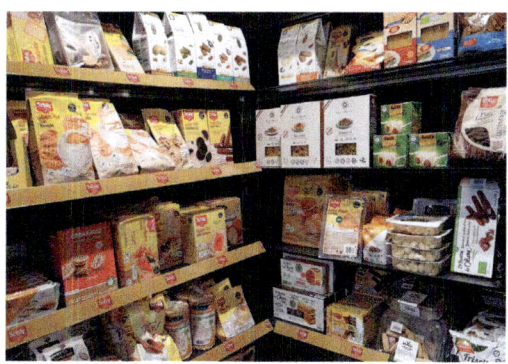

Tienda especializada en productos de la cocina italiana pero hecha a base de harinas libres de gluten. (© Fotografía: Antonio Petrone / Shutterstock.com

Así, la "lista negra" de alimentos prohibidos para consumo de personas celíacas sería:

Productos de panadería, repostería, pastelería o bollería
- Con contenido en harinas de trigo, avena, centeno o cebada como principales causantes, pero teniendo en cuenta que aquí se omiten otros muchos que también contienen gluten.

Cocina italiana
- Basada en pastas y pizzas que también introduce estas harinas en sus elaboraciones.

Manufacturados de los que se desconozca su composición en cuanto a algunos de sus ingredientes o espesantes utilizados
- Patés, charcutería, conservas, dulces, quesos mezclados o de fundir...

Sémola
- Productos hechos a base de o con sémola de trigo.

Distintivo
- Todos aquellos artículos alimentarios que no vengan etiquetados con el distintivo de "sin gluten".

Alimentos malteados, que transforman cebada en malta
- No obstante, existen cervezas y malteados que ya se presentan con la etiqueta de "sin gluten" y que por lo tanto son seguros.

Por lo tanto, se podría aseverar que todos los alimentos que no tengan que ver con los de esta lista negra, o que no contengan los ingredientes en ella recogidos, serían los que se podrían consumir. Pero la realidad es otra, y es que, aun así, hay que leer el etiquetado concienzudamente y asegurarnos porque puede darse **contaminación cruzada,** como que algún artículo sin gluten lo contenga al estar mezclado en parte con sustancias que sí tienen esta proteína en su interior.

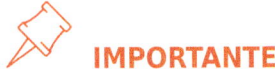

IMPORTANTE

Tal y como hemos visto, ante este tipo de afecciones graves lo mejor sería mostrar "ninguna confianza". Siempre es recomendable asegurarnos bien o, lo que es lo mismo, prevenir antes que curar. Lo que a todas luces parece seguro puede no serlo y suponer un grave problema de salud que se podría haber evitado extremando la precaución, ¡sin miedo, pero con gran cautela! Nos documentamos hasta que el artículo en cuestión ofrezca esa seguridad que no deje lugar a dudas.

- -

Fíjate ahora en qué productos son los que se recomiendan para los celíacos:

 Frutas, verduras, hortalizas y legumbres.
 Lácteos y sus derivados (leche, nata, mantequilla, queso, requesón).
 Pescados y mariscos.
 Carnes.
 Harinas de soja, de maíz, de tapioca, de arroz (como sustitutas de las no aptas).
 Aceite.
 Miel.
 Especias que no estén mezcladas, adulteras o espesadas con las harinas con gluten.

5. Interpretación del etiquetado de alimentos y de la simbología relacionada con alergias alimentarias e intolerancia al gluten

👉 **HILO CONDUCTOR**

En HEALING CENTER, exponen toda la normativa, simbología y toda la información contenida en el interior de una etiqueta "tipo" de productos alimentarios, con el fin de que sus pacientes se familiaricen con esa serie de medidas que van a tener que saber interpretar para poder tomar decisiones acertadas ahora que conocen que sufren enfermedades relacionadas con algún tipo de alergias o intolerancias.

- -

La actividad que se ha de desarrollar, para **interpretar correctamente el etiquetado** y simbología concerniente a productos cuando se padece celiaquía, comienza por **saber detectar el mensaje en los alimentos** de si contiene gluten o no el artículo en cuestión, siendo oficialmente reconocidos los productos libres de gluten, o con niveles aceptados de gluten, los que muestren la indicación "sin gluten". Además, es posible observar algunos de los símbolos que de forma complementaria se emplean, no reconociéndose un modelo único u oficial.

Aun así, para asegurarnos del todo en caso de duda porque el etiquetado no sea "el oficial", para estos gremios afectados y, por ende, el más reconocido para ellos, se recomendará siempre **leer la composición** del producto y descartar que existan entre sus ingredientes aquellos que ya sabemos que contienen gluten, principalmente cereales como el trigo, avena, cebada, centeno o sus variedades híbridas y cualquier otro alimento donde se empleen estos ingredientes habrá que desestimarlo automáticamente. De ese modo simple, contamos con una segunda criba que aportará una mayor seguridad capital para el proceso de selección alimentaria en pro de nuestra salud.

Si es relativamente fácil detectar los alimentos incompatibles para celíacos, en el caso de las alergias alimentarias, el listado de los alérgenos que pueden provocarlas se hace muchísimo más extenso y, por ellos, cada afectado tendrá que prestar una atención especial a las sustancias o alimentos que a él personalmente pudieran afectarle.

Otro dato que debe tenerse en cuenta es que, aunque el etiquetado deba venir en nuestra lengua, contener información nutricional, calorías, origen, etc., lo que a nosotros nos compete, desde el punto de vista del alérgico o el intolerante, es clara y específicamente aquellas sustancias que puedan causar esas reacciones, y no el resto de datos irrelevantes para la enfermedad, que aun estando bien que aparezcan, son meramente informativos y paralelos a los realmente interesantes para los casos de las enfermedades relacionadas con las alergias y demás reacciones a productos alimentarios.

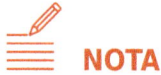

NOTA

Por todo lo anterior expuesto, y por motivos obvios de primera necesidad, hemos de ir directos al grano, no dispersarnos en el resto de información facilitada que bien podría impedir que viéramos lo importante, que se nos pase y cometamos otro error común en el que muchos afectados terminan pagando las consecuencias del despiste.

Cuestión aparte son también los **productos sin envasar o a granel.** En el caso de estos, la ley no obligaba a etiquetarlos y, por la tanto, carecían de los datos como "sin gluten" o "puede contener trazas de...", por lo que se exigía al consumidor final que fuera conocedor de aquello que estaba comprando para no incurrir en un tipo de intoxicación que difícilmente hubiera podido ser denunciable. Voluntariamente, el vendedor podía poner si el producto contenía o no gluten; esa opción siempre existía, aunque era voluntaria, no preceptiva para ese tipo de artículos. Pero este panorama ha cambiado radicalmente, pues es obligatorio para los alimentos sin envasar, declarar el tipo de cereal que contiene, así como la información asociada a la identificación de los alérgenos en caso de que los contuviesen. Con esto **se amplía una información antes voluntaria** y que ahora ofrecerá otro plus de seguridad en las personas afectadas por los tipos de agresiones ante determinadas sustancias que venimos tratando.

Ilustración iconográfica de algunos de los muchos alérgenos que suelen ser motivo de reacciones adversas

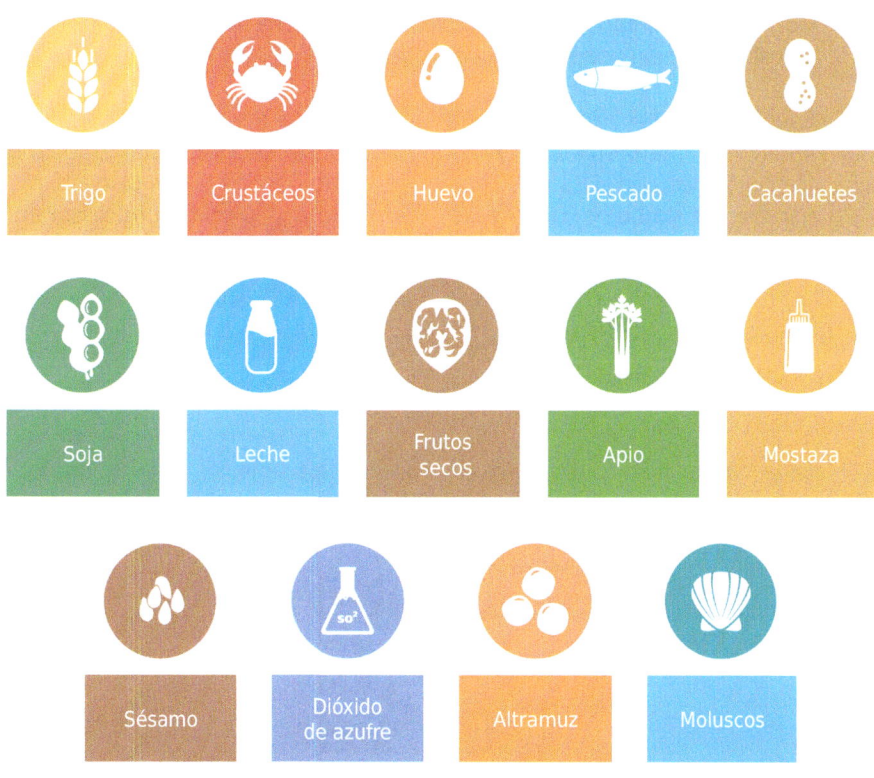

Hagamos una mención más para esclarecer la manera de interpretar el etiquetado de estos productos, diciendo que aquellos productos que puedan causar alergia o intolerancias están obligados, mediante un reglamento, a que sean claramente indicados, advertencia que además se debe diferenciar de la lista del resto de ingredientes que contenga el producto en cuestión. Esto se hará empleando un fondo con otro color que haga resaltar esta información, o agrandando el texto o enmarcándolo de algún modo que lo haga más destacado. Si el alimento no fuese un elaborado y, por lo tanto, no contuviese una lista de ingredientes, sino que el ingrediente fuera el propio producto en sí mismo, o que fuese puro, como por ejemplo leche de vaca 100 %, el etiquetado tendría que especificar "contiene lactosa" como posible causante de alergia.

En la cartelería del propio negocio, en los *take away,* restaurantes o alimentos adquiridos mediante internet, este tipo de información debe reflejarse igual que en un comercio, sin que ello suponga un coste adicional. Y el consumidor tiene derecho a exigir que le sea facilitada de antemano (antes de comprar) la información relativa a los alérgenos. Este es otro derecho con que cuentan las personas afectadas y del que pueden y deben hacer uso en caso de duda o desinformación por parte del establecimiento.

Saber interpretar adecuadamente la simbología resulta más sencillo que aprender a interpretar el etiquetado, aun así, se recomienda estar igual de familiarizados con determinados logos, como con los textos que acompañan a estos símbolos "sin gluten", *"free* gluten", "20 ppm", principalmente en aquellos casos referidos a los productos aptos para celíacos.

 PARA SABER MÁS

En el siguiente artículo se hace un repaso de los símbolos más comunes que aparecen en el etiquetado de alimentos. Accede al artículo desde aquí:

https://redirectoronline.com/sanp038po0201

6. Principales alimentos causantes de alergias

Es bastante elevado el número de personas que sufren reacciones alérgicas. Aunque la mayoría solo padecen síntomas leves, otros casos más aislados pueden tener consecuencias graves de salud e incluso provocar la muerte (mediante *shock* anafiláctico).

En ninguna circunstancia hay que infravalorar los casos leves, pues si no se atienden con prontitud y eficacia, así como si se prolonga en el tiempo la exposición a los alérgenos, también puede degenerar en caso grave y producir anafilaxis.

Algunos de los síntomas **más repetitivos** que permiten reconocer las alergias son:

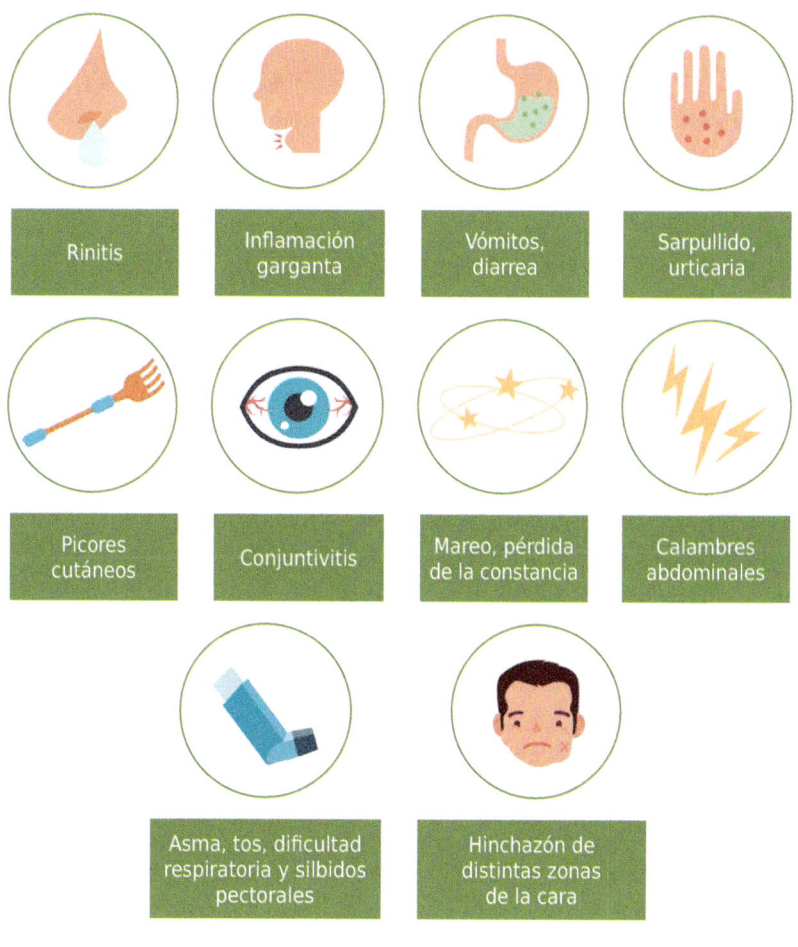

Algunos tipos de alergias pueden encontrar tratamientos que mitiguen o casi extingan en su totalidad la sintomatología que estas producen. Para el resto, las mejores medidas que se pueden adoptar son las de prevención, como reconocer prematuramente los alérgenos alimentarios y evitarlos; estar familiarizado con los síntomas y tratamientos en caso de intoxicación para aplicarlos a la mayor prontitud posible, y si persistieran los síntomas, acudir a urgencias del centro de salud u hospital más cercano.

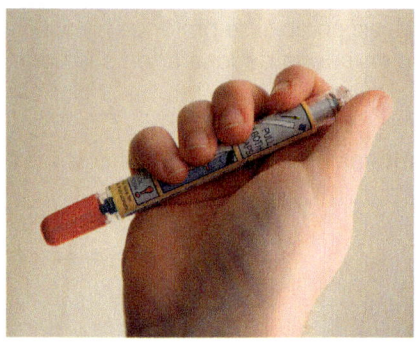 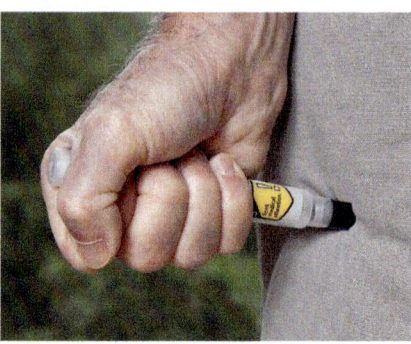

A la izquierda una cápsula autoinyectable de adrenalina-epinefrina, medicación utilizada en los casos más graves de la alergia cuando se produce un shock anafiláctico. La imagen de la derecha refleja a una persona mayor administrándose la hormona y neurotransmisor epinefrina para que se le incremente la frecuencia cardíaca, dilatación de vías aéreas, etc., como medida de lucha o defensa del sistema nervioso.

En España, de entre los más de 190 alimentos identificados que pueden causar reacciones alérgicas, la mayoría, se integran dentro de 8 grupos de alérgenos genéricos que tienen que ver con los que más frecuentemente se dan en este país, representando el 90 % de los casos de contaminación:

- **Lácteos**: (leche de vaca y derivados). Cuando la madre lactante deja de dar el pecho, los niños suelen ingerir leche de vaca por su alto contenido nutricional. La leche materna y la de vaca comparten la mayoría de sus componentes, menos la betalactoglobulina.
- **Huevo**: (una de las alergias más frecuente). Ojo, también se usa en cosmética y medicación. Desde el primer año de vida el huevo de gallina es otro de los productos básicos de nuestra dieta por su alto valor proteico. Causa más alergias de hipersensibilidad inmediata en la población infantil que en la adulta.
- **Pescados**: (la merluza encabeza el *ranking).* Países como España, situada en una península rodeada por mares y océanos, basan gran parte de la nutrición en alimentos marinos. Sus principales desencadenantes lo constituyen la histamina y el anisakis. Se suele ser alérgico a algún tipo de pescado, no a todos, porque no comparten la misma proteína.
- **Mariscos**: en particular los crustáceos. El tipo de alergia que causan se asemeja a la ocasionada con los pescados, aunque se le suman gérmenes

y toxinas (bacterias o virus), también como motivos de rechazo en su consumo. Esto ocurre porque se alimentan por filtración y absorben todas las toxinas presentes en el medio, produciendo problemas gastrointestinales tras la ingesta.

- **Frutos secos:** (cacahuetes, almendras, nueces...). Están presentes en gran parte de la alimentación que consumimos a diario, y también se toman individualmente por su gran valor nutricional. Los alérgenos presentes en ellos se dividen en tres grupos:

  - Prolaminas (resistentes a la digestión enzimática y al calor).
  - Cupinas (igualmente resistentes al calor y proceso digestivo).
  - Profilinas y proteínas relacionadas con la patogénesis (menos resistentes al calor y la digestión).

- **Cereales:** (el trigo en niños y países occidentales; y el arroz en adultos y países orientales). Alimentos de gran consumo mundial por su bajo precio de adquisición, pese a contener un gran índice nutricional. Proteína de bajo coste.
- **Frutas:** manzana y melocotón los más incidentes. Alérgenos mayormente concentrados en la piel. Alergia que ya contagia a un 37 % de la población española. Alimentos indispensables por sus aportes en vitaminas y minerales, especialmente la vitamina C, que, además de en la fruta, solo se encuentra en las verduras. Los detonantes alérgicos son una vez más las proteínas, que en cuerpos sensibles son tomadas por componentes nocivos y de ahí la reacción o rechazo.
- **Leguminosas:** lentejas, garbanzos, cacahuetes, altramuces, guisantes, judías blancas, soja... Sus alérgenos son aún más potentes cuando estos frutos son cocinados (termorresistentes al calor). Proteína de gran calidad y económica, que hace que su consumo sea elevado y, por ende, los alérgenos también.

7. Identificación de los productos sustitutivos para personas con alergia a alimentos

👉 HILO CONDUCTOR

En HEALING CENTER, una vez que el facultativo realiza el estudio del paciente en profundidad y se le prescribe una dieta de exclusión, acto seguido, se le hace entrega de una tabla o listado de alimentos que puede sustituir por su

Continúa en página siguiente >>

<< Viene de página anterior

valor nutricional aquellos que, por la patología que presenta, no podría ingerir. De ese modo garantizan cubrir las necesidades nutricionales de los sujetos sin que exista déficit y que el paciente pueda llevar una alimentación variada, apetecible y sana.

Si nos apoyamos en la lista que se ha detallado en el apartado anterior, relacionada con los distintos grupos de alimentos perjudiciales para aquellas personas que sufren algún tipo de intolerancia o reacción alérgica, resultará más sencillo buscarles sustitutos que sí puedan ser consumidos sin peligro. Veamos cómo:

- **Lácteos:** para el caso de los lácteos, basta con adquirir leche sin lactosa para solucionar el problema, o, por el contrario, tomar alguna de las múltiples bebidas vegetales existentes (por ley no se pueden denominar leche): de avena, de arroz, de soja, de almendra...
- **Huevos:** para sustituir los huevos, como lo que más valoramos de ellos es su nivel proteico, bastará con adquirir cualquier otro tipo de alimento como carne, pescado, proteínas vegetales..., que no causen la generación de anticuerpos (IgE) producida por el rechazo al huevo.
- **Pescado:** si nuestro problema es la alergia al pescado, una vez que realicemos las pruebas alergológicas o test sanitarios que determinen cuáles son aquellas especies que nos afectan, podríamos adquirir y consumir sin riesgo otros tipos de pescados, o de otro género (de río, blancos, azules, grasos...), o nuevamente sustituir esa fuente proteica por otra animal o vegetal que nos beneficiase.
- **Mariscos:** como el principal problema de alergia lo causan los crustáceos, si esa fuese nuestra patología, podríamos consumir cualquier otro tipo de molusco o pescado exento del efecto nocivo para nuestra salud.
- **Frutos secos:** como la gama de frutos secos es bastante amplia, se pueden sustituir los que no podemos ingerir por otros que nada tienen que ver con estos. Por ejemplo, sustituir almendras (suponiendo que nos causen intoxicación) por anacardos. De todos modos, y en el caso de los frutos secos, hay que tener mayor cuidado, pues son muy frecuentes en ellos la contaminación cruzada por compartir camino hacia el envasado, que durante la manipulación se mezclen, etc.
- **Cereales:** aquí los más peligrosos son los que contienen gluten, por lo que elegir uno exento de gluten es lo más sensato. Serían buenos sustitutos el maíz o el arroz, suponiendo que no exista intolerancia a alguno de esos otros alimentos que, aunque están libres de gluten, pueden contener igualmente alérgenos para una determinada población.

➲ **Frutas:** puesto que algunas frutas tienen un mayor índice de creación de alergia (a lo largo del texto veremos cuáles), adquiramos otras más seguras (salvo casos excepcionales) como peras, fresas, uvas, naranjas, etc.

➲ **Leguminosas:** sustituiremos cacahuete por avellana, por nuez de macadamia, nuez de pecan, pipas... o cualquier otro fruto seco que no nos afectara. Y en el caso de alubias blancas, existen alubias pintas, judiones, frijoles..., una extensa variedad de alubias que, siendo parecidas, poseen características bastantes diferenciadoras y que podrían no resultar perjudiciales. No obstante, y dado que desconocemos el dato preciso de si otras variedades nos contaminarían o no, habría que concretar mediante examen médico qué tipo de sustancia o sustancias dentro del alimento son las que nos afectan, para evitar todos aquellos que compartan esa misma sustancia o sustancias que nos provocan la reacción.

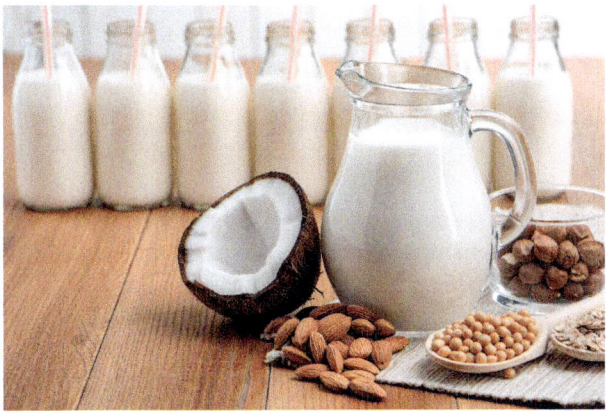

Cinco posibles sustitutos de la lactosa: leche de coco o bebidas de almendras, de soja, de avellana y de avena.

 IMPORTANTE

A la hora de realizar una sustitución de algunos frutos secos por otros (como podríamos sustituir cualquier producto por otro asemejado), lo ideal siempre es conocer qué alérgenos nos afectan, así como escuchar la recomendación médica previamente, habiendo despejado mediante pruebas alergológicas, etc., las sustancias que reaccionan negativamente. Y solo después de lo anterior, podremos cambiar progresivamente y con precaución.

Primero y simplemente se prueba el alimento de sustitución (dosis efímera) y hay que esperar a ver posibles sensaciones-reacciones. Si no se produce nada

Continúa en página siguiente >>

<< Viene de página anterior

que consideraremos que nos sienta mal, entonces, se puede tomar una cantidad mínima, siempre pequeña, y esperar nuevamente a analizar qué ocurre. Al final, y solo al final de distintas autopruebas, incluso realizadas en distintos días, se puede asimilar ese sustituto con normalidad y cierta seguridad.

Para aquella persona afectada por otro tipo de alimentos que no aparecen especificados en los principales grupos genéricos, como puedan ser hongos, aves de caza, flores comestibles, etc., decir una vez más que también podrá encontrar sustitutos que le resulten inocuos y que puedan cubrir sus necesidades nutricionales, igualmente de manera segura, siguiendo las mismas pautas lógicas que hemos visto para con el resto de alimentos.

 ## PARA SABER MÁS

Además de estas alergias alimentarias que son muy frecuentes en la población, hay otras que son menos comunes, pero que también existen. Puedes acceder al siguiente enlace para saber cuáles son:

https://redirectoronline.com/sasnp038po0202

 ## TAREA 3

Cristina cree tener una intolerancia a las almendras, pese a no haberse realizado ninguna exploración médica que lo confirme.

Continúa en página siguiente >>

<< Viene de página anterior

La sospecha viene causada porque la última vez que ingirió un par de unidades de ese fruto seco se produjo hinchazón ventral, unido a ganas de vomitar. De modo que ha pensado sustituir ese alimento por otro fruto seco.

¿Qué deberá hacer Cristina ante un caso así? ¿Tendría que evitar cualquier contacto con las almendras?

----

8. Productos sustitutivos para personas con intolerancia al gluten

👉 HILO CONDUCTOR

En HEALING CENTER explican que el gluten es una proteína que contribuye al aglutinamiento de las moléculas de agua, cuya finalidad es la de otorgar elasticidad a la masa sin romperla, lo que hace que elaborar con ella productos como panes, pastas, bollería, etc., haga más cómodo el proceso de amasado, estirado, fermentación y la realización de elaboraciones variadas. Por este motivo, y para que ese cereal o legumbre sea un sustituto donde no exista esa proteína, se precisará unirlo con otros ingredientes que hagan panificable la nueva sustancia carente de ese poder aglutinante que le confería el gluten.

Aunque ya sepamos qué tipo de **productos no pueden ni deben consumir** los intolerantes al gluten, es importante que barajemos o descartemos la posibilidad de la existencia de esas harinas que contienen gluten en cualquier producto elaborado-manufacturado, como método de precaución. Aclaremos este último punto.

Fíjate minuciosamente en la composición de todo producto elaborado, no solo alimentario, también médico, higiénico, cosmético, etc., para verificar que no contiene ninguna de estas harinas usadas también como grasas en repostería, en salsas, para cremas corporales como agentes que dan densidad al fluido, etc. Pues en ello encontramos fácilmente vías de contagio.

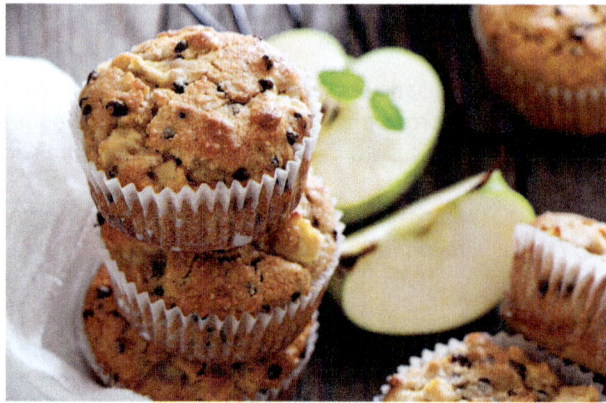

Imagen de magdalenas, muffins o cupcakes, donde la materia prima principal es la harina de almendras (sustituyendo a la de trigo) y la manzana, usados como alimentos seguros en lugar de gluten.

Y cuando hemos asegurado ese paso anterior, el de la inexistencia de esa proteína de gluten para que no exista posibilidad de contagio, será cuando se busque otra cantidad suficiente de alimentos para lograr una nutrición correcta pese a la patología celíaca o enteropatía sensible que se padezca. En definitiva, se trata de una vía de doble sentido, donde, conociendo qué alimentos tienen presente el gluten, conocemos los que no y viceversa.

Véanse esas posibles opciones que sustituirán a las que nos afectan:

Harinas	Avena
- Adquirir harinas sin esta proteína o hacer harinas propias mediante trituración de trigo sarraceno, amaranto, mijo, quinoa, maíz, teff, arroz integral, legumbres... más un aglutinante sin gluten.	- Ya existen en el mercado avenas libres de gluten y por lo tanto seguras, sin necesidad de sustituirla por otro alimento distinto.

Guisos	Textura
- Sopas, cremas, albóndigas... pueden contener cereales con gluten que se podrán sustituir por las harinas seguras y así no renunciar a esos platos o elaboraciones.	- Como sustitutos APTOS para dar textura (aglutinantes, espesantes, gelificantes...). Se usa agar agar, goma xantana, goma garrofín, goma de tragacanto, huevo, aceite de linaza, *Psyllium Husk*, etc.

En caso de no hacernos nuestras propias harinas libres de gluten, se puede comprar directamente una amplia gama de productos sin gluten, de venta de forma usual en panaderías "sin gluten", herbolarios, tiendas especializadas y espacios de centros comerciales habilitados para productos relacionados con la salud.

Recuerda que a una persona muy sensible le pueden resultar tan perjudiciales las harinas con gluten como aquellas que contengan trazas, pese a que nos las vendan como productos sin gluten. Por ello se sugiere que no se consuman salvo que provengan de centros que no mezclen, que no procesen de forma conjunta distintos cereales; además, deberán llevar certificación concisa que lo especifique en el etiquetado. En caso contrario, si no se cumplen estos requisitos, se considerarán productos contaminados, con trazas, y deberán evitarse, pues la contaminación cruzada es, una vez más, uno de los motivos de intoxicación más frecuentes.

9. Aplicación del látex en la manipulación de alimentos

☞ HILO CONDUCTOR

En HEALING CENTER, tras acudir a AESAN, Agencia Española de Seguridad Alimentaria y Nutrición, recomiendan evitar el uso en la medida de lo posible de artículos como guantes de látex para la industria alimentaria. Y no es una mera advertencia, pues se asegura que, para las personas sensibles al látex, les puede ocasionar un caso de anafilaxis, algo realmente grave como para que este aspecto deba ser considerado.

Por higiene alimentaria, para no contaminar los alimentos con los gérmenes y patógenos que habitan en nuestras manos durante la manipulación de los alimentos, para la protección de contaminación por heridas dérmicas y como sistema de seguridad, en resumidas cuentas, se ha sido muy común el uso de guantes de látex, principalmente, pero también de otros artículos de este material. Pero, debido a que existe un 1 % de la población que es alérgica al látex, se ha convertido en un problema que ha de ser subsanado para evitar contagios o intoxicaciones indeseadas tanto para los consumidores como para los usuarios y comerciantes que los utilizan frecuentemente. La sobreexposición a este tipo de compuesto termina en muchos casos constituyendo uno de los motivos que desencadena en una alergia al látex.

Si bien se ha de seguir protegiendo las manos de algún modo para que no se contagien los alimentos con los gérmenes, se puede acceder con facilidad al uso de otros materiales no alérgicos que solucionan el problema en cuestión, como es el caso de los **guantes de nitrilo, vinilo** o **neopreno,** que no tienen ese recubrimiento en polvo de almidón de maíz o son bajos en alérgenos, las proteínas causantes de la alergia. Pero igualmente se puede recurrir a la manipulación manual sin protección, sin guantes, siempre y cuando se realicen tantos ejercicios de higiene como sean necesarios para no contaminar, o al menos a niveles inapreciables y no peligrosos para la salud.

 SABÍAS QUE...

Mientras que el látex es de procedencia natural, del caucho de los árboles, los otros materiales citados son de origen sintético.

Si, por estrictas normas de seguridad, es obligatorio el uso de guantes, AESAN recomienda:

> **1.** Que se intenten sustituir por otros materiales que eviten la alergia.

> **2.** Que sean de colores distintos a los del alimento que se manipule para encontrar fácilmente fragmentos en caso de que se desprendieran.

> **3.** Evitar objetos que, con el roce, pudieran romper este tejido (anillos, pulseras, relojes, incluso suciedad acumulada en las manos).

> **4.** Usar guantes nuevos cada vez que pasemos de una labor a otra.

> **5.** Si fuesen guantes de más de un uso, no desechables, lavarlos bien por las dos caras después de cada uso y secarlos para la siguiente vez.

10. Identificación de objetos y circunstancias que tienen o pueden contener látex

☞ HILO CONDUCTOR

En HEALING CENTER alertan de que el látex está más oculto que visible. ¿Qué significa esto? Que existen infinidad de artilugios, útiles, objetos, etc., en cuya composición aparece el látex y donde, además, su uso está muy extendido en todo tipo de industrias y no solo en la alimentaria, lo que hace complicado detectar el posible origen que da lugar a algunas de las reacciones alérgicas.

Aunque conocemos mínimamente algún objeto básico que contiene o está hecho de látex, lo cierto es que la lista de productos en los que esta sustancia está presente en mayor o menor proporción es realmente abrumadora. Lo podemos comprobar en la siguiente exposición de objetos que tienen o pueden contener este elemento; además, el látex estaría igualmente presente en los restos o huellas que deja el uso de estos objetos:

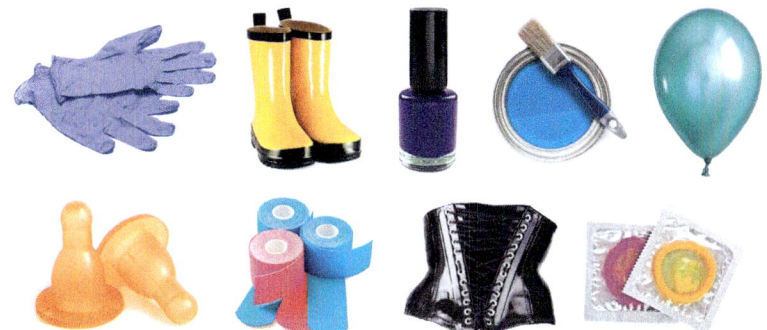

Artículos de diferentes industrias que contienen este polímero entre los materiales con los que son fabricados.

PARA SABER MÁS

Pero la lista de artículos en cuya composición aparece el látex parece no tener fin, para lo cual vamos acudir a SEICAP (Sociedad Española de Inmunología Clí-

Continúa en página siguiente >>

<< Viene de página anterior

nica, Alergología y Asma Pediátrica), donde calculan una existencia superior a cuarenta mil objetos con contenido en látex. Comprueba en el siguiente enlace dónde se halla "escondido" este material:

https://redirectoronline.com/sanp038po0203

✎ NOTA

Según la AEPNAA (Asociación Española de Personas con Alergia a Alimentos y Látex), estos son algunos de los múltiples objetos y circunstancias donde puede haber contenido en látex y que pueden estar detrás de las diversas causas que provocan reacciones alérgicas:

• Besos de las personas que hincharon globos anteriormente.
• Conductos de aire-calefacción en automóviles.
• Compresas y pañales.
• Suelos de pistas deportivas.
• Saludos con personas que usaron guantes de látex con anterioridad.
• Neumáticos de vehículos.
• Fundas de móviles, mandos a distancia, teclados de ordenador.
• Zapaterías, suelas de zapatos, plantillas de zapatos.
• Bicicletas o accesorios engomados (cámara, cubierta, empuñaduras, sillines y fundas).
• Cuentagotas.

Por todo ello es fácil deducir que, con la manipulación o el uso cotidiano de determinados objetos, podemos estar contagiándonos por la presencia del látex, pues son tantos los artículos que lo contienen, que quizá por ello lo más simple para las personas sensibles resulte adquirir una gama de utensilios libres de látex y aprender métodos para evitar a toda costa el contagio.

Además, al hacernos con nuestro kit de lo básico o necesario que nos aporte esa protección y seguridad ante el potencial contagio, nos ahorramos tener que recordar qué objetos llevan o dejan de llevar látex, o tener que recurrir continuamente a esa lista para no incurrir en el error. Sumándosele que, como la industria cambia constantemente, pueden surgir nuevos artículos en los que también sea posible la presencia del látex.

Al final, se trata de establecer pequeñas pautas de seguridad que anulen la posibilidad de contaminación con látex.

Con independencia de todo lo expuesto, también existe reacción o contaminación cruzada con otros **alimentos** que, sin contener látex, suelen provocar en una parte de los intolerantes una reacción alérgica por la similitud de sus componentes. Se trata de los siguientes alimentos: piña, castaña, albaricoque, mango, melocotón, aguacate, kiwi, melón, patata, cacahuete, papaya, higos, fruta de la pasión, tomate y plátano.

SABÍAS QUE...

El árbol de la higuera o *Ficus Carica* contiene una savia lechosa (leche de higo) cuya viscosidad es asemejada al látex en estado natural y, por lo tanto, también afecta a un reducido número de afectados por el látex, por lo que no estaría mal evitar el contacto con sus hojas, ramas y frutos, y sustituirla por otra para conseguir un hábitat seguro para alérgicos al látex.

Puesto que la posibilidad de contagio por látex es alta, dada su presencia en prácticamente "todo", es aconsejable que se disponga del **tratamiento de rescate** recomendado para alérgicos de esta categoría y que va en función de su afectación, debiendo llevar encima y usar en caso de contagio antihistamínicos, broncodilatadores o adrenalina, según la gravedad y la prescripción del especialista para cada caso concreto.

11. Identificación de alimentos para celíacos

☞ HILO CONDUCTOR

HEALING CENTER está especializado en la configuración de dietas-menús para que las intolerancias al gluten pasen casi desapercibidas en sus pacientes. Para ello cuentan en sus instalaciones con profesionales, nutricionistas y médicos endocrinos que, tras los estudios oportunos, se dedicarán a componer una dieta a medida para cada paciente según el grado de afectación.

Para saber no solo identificar alimentos para celíacos, sino estar seguros de que la elección está alejada de todo peligro, se puede establecer una especie de protocolo simple que ayude con esa labor:

1. Como hemos citado, lo más directo es conocer qué alimentos contienen la proteína del gluten causante de la intolerancia, y extrapolar esa sustancia a sus derivados, productos que la emplean en su elaboración y que, por lo tanto, suelen ser igualmente inapropiados.

2. Comprobar bien el etiquetado, que debe estar certificado por el ELS (Sistema de Licencia Europeo), que aparezca la famosa frase "SIN GLUTEN" o que indique que la presencia del gluten es inferior o por debajo de 20 ppm.

3. Acceder a las páginas oficiales AENAAP, ELS, CELIAGOS.ORG, etc., donde sabemos que nos informarán correctamente de las posibles vías seguras que deberemos seguir.

4. Recurrir a listados muy completos donde aparecen los alimentos seguros que no contiene gluten.

Según el contenido en gluten de los alimentos, se pueden diferenciar tres categorías:

Alimentos libres de gluten
- Alimentos que en su estado natural no contienen gluten: carne, pescado, frutas, verduras, huevos, legumbres, hortalizas, leche, patatas, etc. (Alimentos sin tratar a nivel industrial).

Alimentos que pueden contener gluten
- Productos que en su proceso de elaboración han podido contaminarse de gluten o contener trazas. Entre sus ingredientes pueden encontrarse almidones, colorantes, espesantes, aromas, etc. que contengan gluten: salsas, pastillas de caldo, levadura deshidratada, batidos, quesos de untar, yogures de sabores, conservas en salsa, patés, especias molidas, harinas de legumbres o frutos secos, torreznos, tinto de verano, horchatas, etc.

Alimentos que contienen gluten
- Alimentos que contienen cereales con gluten o derivados de los mismos. Alimentos elaborados artesanalmente o a granel.

NOTA

Los productos considerados "genéricos" (sin gluten) pueden consumirse de cualquier marca. Sin embargo, se han detectado en el mercado etiquetados preventivos que indican "pueden contener gluten" o "puede contener trazas". Por ello recomendamos leer la etiqueta del producto y adquirir solo aquellas marcas que no indican este tipo de información.

Los productos específicos para celiacos (pan, harinas, pasta, galletas, dulces, etc.) tienen que estar certificados indicando en su descripción la mención "sin gluten" (<20 ppm) para asegurar la ausencia de gluten.

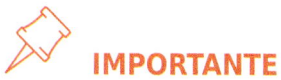

IMPORTANTE

Se ha extendido el consumo de productos sin gluten en personas que no sufren esta intolerancia o patología. Clientes que, por voluntad propia, eligen suprimir

Continúa en página siguiente >>

<< Viene de página anterior

esta proteína porque dicen realizar una mejor digestión, tener menos problemas intestinales, etc. Pero lo cierto es que, si habituamos el cuerpo a la ingesta de productos para celíacos, prolongando este hábito mucho tiempo, cuando queramos o tengamos en alguna ocasión que tomar algo que lleve gluten, nuestro organismo lo terminará rechazando porque dejó de tener ese recuerdo de compatibilidad con él y se acostumbró a evitarlo.

- -

12. Identificación de referencias legislativas sobre el etiquetado de alimentos

☞ HILO CONDUCTOR

En HEALING CENTER cuentan con un gabinete jurídico para velar por la seguridad de los clientes que apuestan por sus servicios, recurriendo a la legislación vigente que recae sobre la nutrición-alimentación, así como sobre las patologías encuadradas dentro de la alergología e inmunología. Además, atienden a toda una serie de factores anexos a lo anterior, como son la información alimentaria, el etiquetado, la manipulación, etc.

- -

Ante la necesidad de estandarizar el etiquetado de los productos alimentarios para facilitar el servicio de la información a las personas afectadas por alergias o intolerancias, la Comisión Europea aprobó la citada estandarización que, desde 2014, se viene aplicando obligatoriamente en la alimentación.

Revisemos algunas de las normativas que existen en relación al etiquetado en los alimentos:

- ⊃ **Reglamento (UE) n.º 1169/2011 del Parlamento Europeo y del Consejo, de 25 de octubre de 2011 , sobre la información alimentaria facilitada al consumidor y por el que se modifican los Reglamentos (CE) n.º 1924/2006 y (CE) n.º 1925/2006 del Parlamento Europeo y del Consejo, y por el que se derogan la Directiva 87/250/CEE de la Comisión, la Directiva 90/496/CEE del Consejo, la Directiva 1999/10/CE de la Comisión, la Directiva 2000/13/CE del Parlamento Europeo y del Consejo, las Directivas 2002/67/CE, y 2008/5/CE** de la Comisión, y el Reglamento (CE) n.º 608/2004 de la Comisión: en él se establece la garantía de un alto nivel de protección para los consumidores relativo a la información sobre la alimentación. Reconoce un derecho a la información, como también requisitos y responsabilidades en cuanto al etiquetado en los alimentos. Y su ámbito de aplicación recae sobre toda la cadena alimentaria que afecten al consumidor final.

Recogen los 14 grupos de alérgenos de los que deberán informar toda empresa alimentaria desde las que operan con materia prima hasta las manufactureras, siempre y cuando este alimento esté destinado al consumidor final.

- **Reglamento (CE) n.º 1924/2006 del Parlamento Europeo y del Consejo, de 20 de diciembre de 2006, relativo a las declaraciones nutricionales y de propiedades saludables en los alimentos:** donde se tratan diversos asuntos como la actualización del etiquetado una vez más, la adopción de normas comunitarias que inhiban competencias desiguales o la libre circulación de los alimentos. Que las propiedades no benéficas de los alimentos se excluyan del ámbito de aplicación de la norma. Actualización del *Codex Alimentarius* en cuanto a directrices generales sobre declaraciones nutricionales o de las propiedades saludables en los alimentos, etc.

- **Reglamento (CE) n.º 1925/2006 del Parlamento Europeo y del Consejo, de 20 de diciembre de 2006, sobre la adición de vitaminas, minerales y otras sustancias determinadas a los alimentos:** aborda aspectos similares a la normativa anterior 1924/2006 (sobre etiquetado, competencias, propiedades, introducción de sustancias, etc. Solo que desde un contexto diferente, como es la adicción de vitaminas, minerales y otras sustancias determinadas a los alimentos.

- **Reglamento de Ejecución (UE) n.º 828/2014 de la Comisión, de 30 de julio de 2014, relativo a los requisitos para la transmisión de información a los consumidores sobre la ausencia o la presencia reducida de gluten en los alimentos:** recoge una serie de requisitos para divulgar información relativa a la presencia o ausencia de gluten en los alimentos.

- **Real Decreto 126/2015, de 27 de febrero, por el que se aprueba la norma general relativa a la información alimentaria de los alimentos que se presenten sin envasar para la venta al consumidor final y a las colectividades, de los envasados en los lugares de venta a petición del comprador, y de los envasados por los titulares del comercio al por menor:** con este decreto se regula la información alimentaria de los alimentos sin envasar que se presenten al consumidor final y a las colectividades; así como de los alimentos envasados en los lugares de venta por petición del comprador o por los titulares del comercio al por menor.

Como la mayor parte de las alergias son contraídas por los alimentos no envasados, aquellos que han tenido un menor control por parte de las autoridades pertinentes, con la nueva ley se obliga a comercios minoristas y de restauración a que expongan igualmente estos alérgenos de manera clara. De este modo, estamos ante una medida que mejora el acceso a una mayor información de más calidad, que beneficia a personas celíacas, alérgicas a alimentos, vegetarianos, veganos y otros colectivos que precisan de esa información para poder decidir con seguridad qué alimentos van a comprar o comer.

Sea como fuere, en los distintos reglamentos existentes y sus múltiples correcciones, se detallan novedades importantes que vimos al comienzo de esta unidad y que recordamos y completamos ahora:

- **Información nutricional obligatoria:** se obliga a que todos los alimentos transformados deban llevar un etiquetado y cuyo contenido debe recoger necesariamente: hidratos de carbono, azúcares, proteínas, grasas y, de ellas, la cantidad de saturadas y valor calórico.
- **Alimentos exentos de información nutricional:** están exentas de la obligación de informar de sus ingredientes las bebidas alcohólicas de más de 1,2 % de volumen de alcohol.
  Tampoco están obligados de poner una etiqueta con información nutricional los alimentos no envasados, salvo que algún Estado miembro decidiera obligarlo de manera particular.
- **Etiquetas más legibles:** la fuente o texto debe tener un tamaño comprendido entre 1,2 mm a 0,9 mm, según la superficie del envase.
  Para envases menores de 25 cm^2, no se obliga a poner la información nutricional.
  Para envases menores de 10 cm^2, no se obliga a poner ni la información nutricional ni la lista de ingredientes.
  Pero lo que sí es de obligado cumplimiento, con independencia del tamaño del envase, es: que aparezca el nombre del alimento, la cantidad neta, la fecha de duración del producto y los posibles alérgenos que pueda tener.
- **País de origen:** obliga también a indicar en el etiquetado el país de origen de todos los alimentos. El último alimento a anexarse a esta lista de obligado cumplimiento han sido los lácteos, antes exentos de esta obligatoriedad.
- **Alérgenos:** se obliga a que los alimentos envasados, en sus listados de ingredientes, detallen también los alérgenos de una forma especial que haga resaltar esa información para facilitarle al consumidor que detecte fácilmente tales datos sanitarios.
  En los alimentos no envasados, es igualmente de obligado cumplimiento que se indiquen los alérgenos.
- **Venta a distancia:** para los alimentos envasados es obligada la información alimentaria, salvo la fecha de duración o caducidad.

Para los alimentos no envasados, no se exige antes de la compra que aparezcan datos como su procedencia o lugar de origen. Pero la información sobre alérgenos sí que tiene que ir indicada antes de la realización de la compra.

- **Aceites o grasas vegetales:** se agruparán en la lista de ingredientes bajo el distintivo de "aceite o grasa vegetal".
- **Nanomateriales:** obligados a aparecer en la lista de ingredientes terminando la palabra con la descripción "nano" entre paréntesis. Por lo tanto, se obliga a etiquetar todos los ingredientes en forma de nanomateriales artificiales.
- **Periodos transitorios:** se otorga un periodo de máximo de 5 años a partir de la entrada en vigor del Reglamento para que todas las empresas incluyan en los productos alimentarios el etiquetado nutricional obligatorio.

 PARA SABER MÁS

El 13 de julio de 2017 la Comisión Europea estableció una actualización de la información sobre las sustancias que ocasionan intolerancias y alergias, entre lo que se incluye el etiquetado (punto 8 de la directiva 2000/13/CE del Parlamento Europeo y del Consejo), que publicó en el *DOUE* en 2017. Puedes consultarlo en el siguiente enlace:

https://redirectoronline.com/sanp038po0204

El 29 de mayo de 2018 se aprobó el Reglamento de Ejecución (UE) 2018/775, por el que se establecen disposiciones de aplicación del artículo 26, apartado 3, del Reglamento (UE) n.º 1169/2011 del Parlamento Europeo y del Consejo, y que versa sobre la información alimentaria facilitada al consumidor en lo que se refiere a las normas para indicar el país de origen o el lugar de procedencia del ingrediente primario de un alimento.

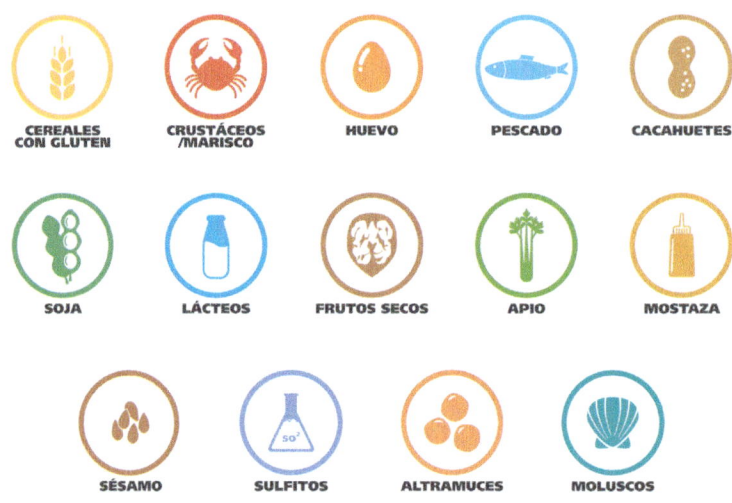

Iconos con los distintos alérgenos de los que, por ley, se tendrá que informar a los consumidores finales. De esta manera será frecuente encontrar este cuadro en las cartas-menús, folletos y listas de los principales establecimientos de restauración, si no de forma completa, al menos con aquellos iconos de las sustancias que usen en sus elaboraciones.

13. Resumen

La información es la manera más inmediata y directa con la que contamos para conocer los alimentos que causan alergias e intolerancias. Para ello es necesario entender que una parte importante de esa información relacionada con los alimentos viene recogida en el etiquetado de los productos alimentarios.

Veamos cuáles son los principales temas informativos relacionados con la alimentación según la normativa que lo regula:

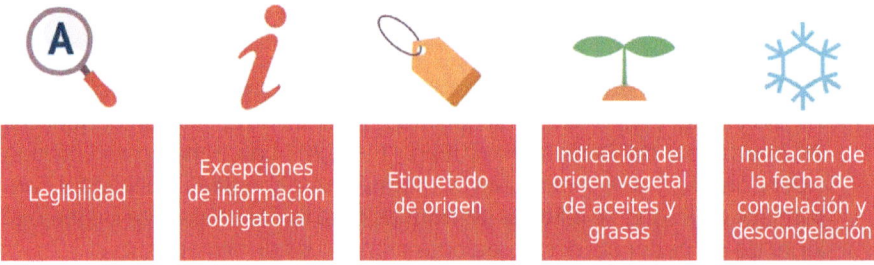

Continúa en página siguiente >>

<< Viene de página anterior

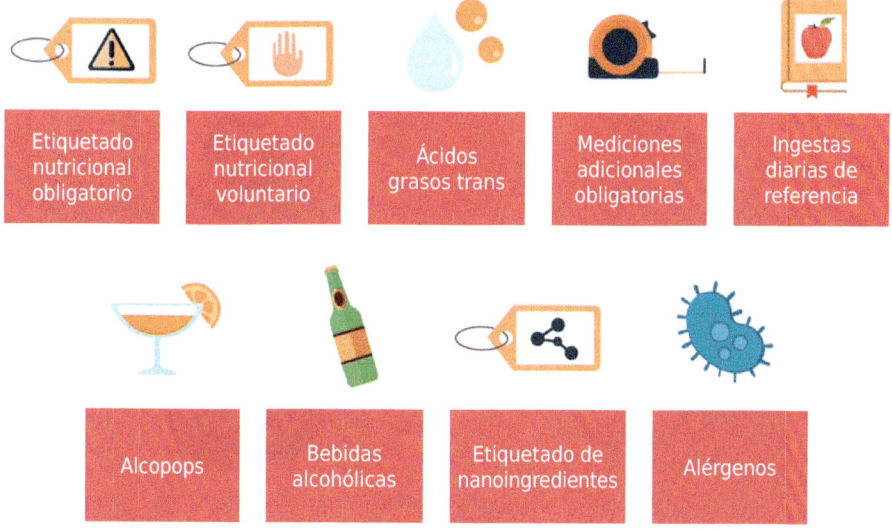

Es necesario saber leer-entender el contenido de estas etiquetas, así como la simbología que muestran los alimentos para así estar en disposición de poder elegir con seguridad.

De todos los símbolos concernientes a los alimentos, deben conocerse al menos aquellos indicados para determinadas patologías como la intolerancia al gluten. De ese modo podrán detectar qué alimentos son aptos y cuáles prohibidos para sus dietas y salud.

La principal simbología relacionada con el gluten es:

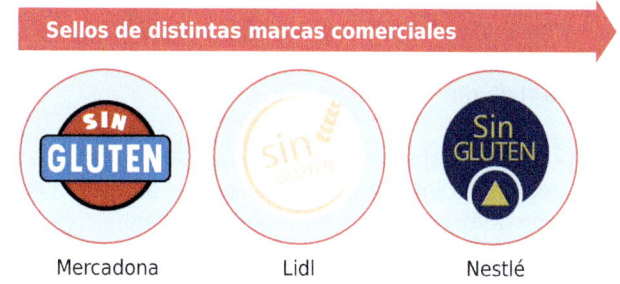

Continúa en página siguiente >>

<< Viene de página anterior

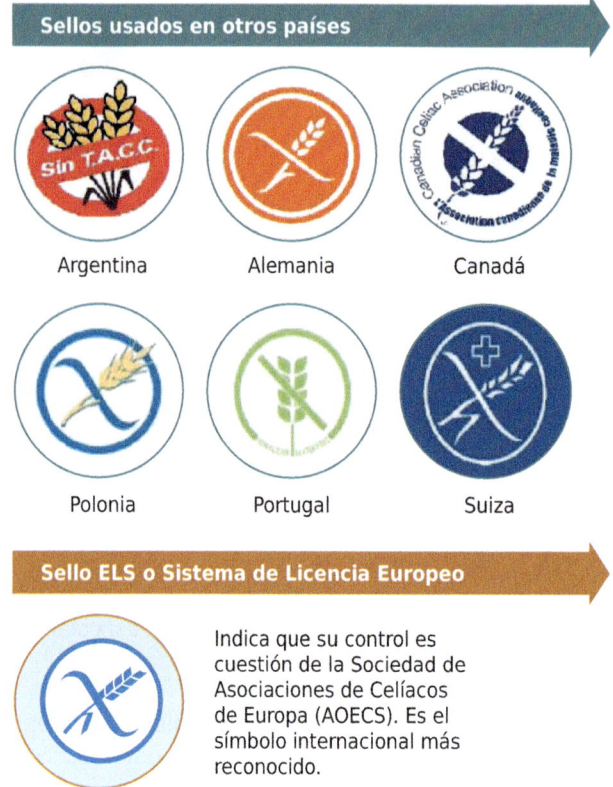

Por otra parte, existen listados mucho más desarrollados y completos donde no nos quedamos únicamente con la imagen "con o sin gluten" del icono, sino que podemos acceder a un compendio de información extra relacionado. Ahí podríamos encontrar una extensa relación de alimentos aptos, dudosos y no aptos para celíacos, con las sustancias presentes en ellos que reaccionan como alérgenos, activando los mecanismos de defensa en los intolerantes al gluten.

Pero no todo el etiquetado y simbología es cien por ciento fiable, pues muchos proveedores quieren imponer su imagen, sus formatos, diseños, etc., y por ello existen etiquetados y simbología que generan ciertas dudas, lo que torna inseguro la adquisición de estos productos. Por el contrario, hay un etiquetado y simbología reglada, certificada por organismos oficiales que someten los alimentos a determinados controles y que sí aporta la seguridad que cualquier intolerante quiere tener a la hora de adquirir productos alimentarios.

Algunos alimentos no aptos e inseguros que los celíacos deberían evitar son:

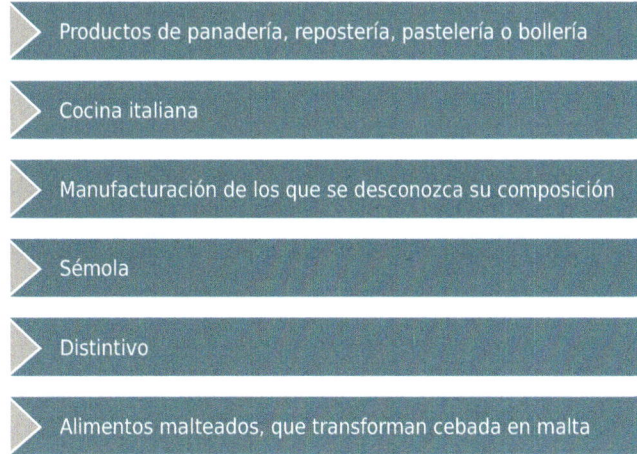

> Productos de panadería, repostería, pastelería o bollería

> Cocina italiana

> Manufacturación de los que se desconozca su composición

> Sémola

> Distintivo

> Alimentos malteados, que transforman cebada en malta

Dado que son muchos los productos que causan alergias, recogemos aquí tan solo los grupos de alimentos principales causantes:

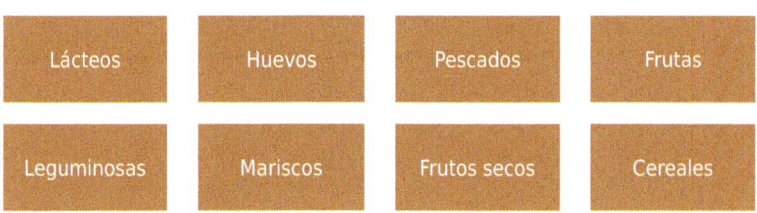

| Lácteos | Huevos | Pescados | Frutas |
| Leguminosas | Mariscos | Frutos secos | Cereales |

En la actualidad, por los incesantes avances científicos, existe mucha seguridad a la hora de conocer las propiedades de los productos y todas sus sustancias como para suprimir mediante dietas de exclusión aquellos alimentos con alérgenos y sustituirlos por otros alimentos seguros y carentes de esos patógenos, sin prescindir del valor nutricional que tenía el "contaminado" con el alérgeno. Es decir, es posible cambiar esas proteínas por otras de similar o mejor calidad para la salud de las personas sensibles a reacciones adversas por ingesta, tacto o inhalación de esos productos.

En paralelo al inmenso mercado de productos con contenido en látex o materiales similares, culpables de alergias relacionadas con ese polímero, existe otro mercado en aumento provisto de productos hipoalergénicos que otorgarán las garantías que los pacientes alérgicos e intolerantes precisarán para mantener un óptimo estado de salud sin privarse de la utilización de artículos desprovistos de alérgenos, parabenos y demás sustancias potencialmente reactantes.

Nada de lo existente aportaría seguridad si no hubiera una legislación que contemplara al detalle todo lo concerniente a la alimentación o al derecho de información, así como una normativa que debe cumplirse para beneficio de la población y en pro de la salud. Esas leyes están relacionadas con los procesos y mecanismos de seguridad en la alimentación, como vemos a continuación:

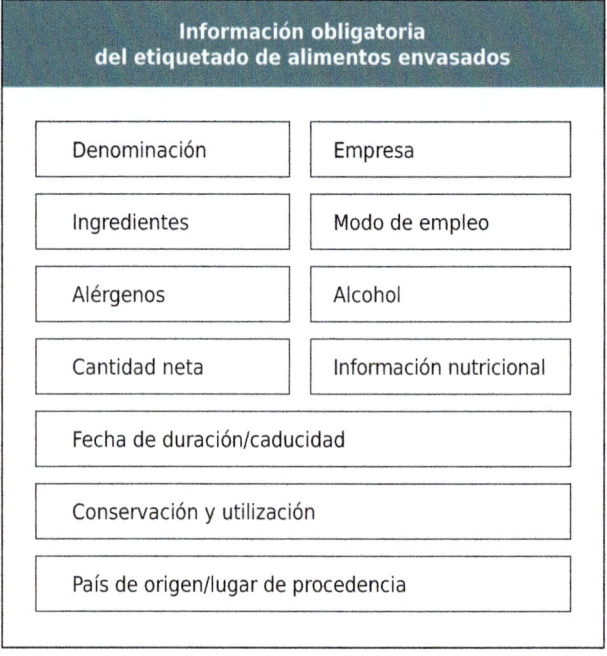

Ejercicios de autoevaluación
Unidad de Aprendizaje 2

1. **¿Cuál de las siguientes opciones está prohibida según la normativa del etiquetado de los alimentos?**

     a. Contenido que genere duda.
     b. Distintivo informativo y de control.
     c. Exponer en lugar visible.
     d. Que sea indeleble.

2. **Señala si la siguiente afirmación es verdadera o falsa: "Los distintivos de los productos alimentarios que aparecen en lazos, collarines, tapones, reversos, rótulos… también son considerados como etiqueta".**

     ■ Verdadero
     ■ Falso

3. **¿Dónde está la barrera de alérgenos para una persona celíaca?**

     a. 22 ppm.
     b. 10 ppm.
     c. 15 ppm.
     d. 20 ppm.

4. **Completa la siguiente frase: "La dieta que se les asigna a las personas con intolerancias o alergias a determinadas sustancias se denomina…**

     a. … dieta de exclusión".
     b. … dieta a medida".
     c. … dieta para intolerantes".
     d. … dieta sin gluten".

5. ¿A qué corresponde una lista negra?

    a. A los productos con alérgenos.
    b. A los alimentos prohibidos para su consumo por parte de intolerantes.
    c. A los alimentos que contienen gluten.
    d. Las opciones a y b son correctas.

6. Relaciona los alimentos que son aptos o no aptos para celiacos.

    1. Aptos para celiacos
    2. No aptos para celiacos

    a. Productos de bollería
    b. Mariscos
    c. Pasta Italiana
    d. Maíz

7. Si como celíaco quisiéramos comprar pan con un cereal seguro, ¿qué opción elegiríamos?

    a. El centeno es seguro.
    b. Con cebada no existiría problema.
    c. Seguramente amaranto.
    d. Todas las opciones son correctas.

8. Como aglutinante que sustituya al gluten, nos decantaremos por:

    a. Agar agar, goma xantana, goma garrofín.
    b. Huevo, goma de tragacanto.
    c. Aceite de linaza.
    d. Todas las opciones son correctas.

9. Señala si la siguiente afirmación es verdadera o falsa: "Los guantes de nitrilo y neopreno son inseguros como sustitutos a los guantes de látex porque los recubre un polvo que actúa como alérgeno".

    ■ Falso
    ■ Verdadero

10. ¿Cuáles son las frutas rechazadas por los intolerantes al látex?

    a. Las que se cosechen en la misma campaña de extracción que el látex.

    b. Piña, castaña, albaricoque, mango, melocotón, aguacate, kiwi...

    c. Todas las frutas que se manipulen con guantes de látex.

    d. Los cítricos, debido a su pH.

Elaboración de ofertas gastronómicas y/o dietas relacionadas con las alergias e intolerancias alimentarias

Contenido

Objetivos

El objetivo general de esta Unidad de Aprendizaje es:

→ Reconocer qué opciones alimentarias existen y pueden ser usadas como dietas específicas o sustitutas por aquellos ingredientes que causan patologías relacionadas con alergias e intolerancias.

Los objetivos específicos de esta Unidad de Aprendizaje son:

→ Saber cuáles son los aspectos básicos de nutrición, así como su finalidad.

→ Conocer en qué proporción saludable deben tomarse esos alimentos.

→ Distinguir los nutrientes que cada alimento aporta al organismo.

→ Realizar una ficha técnica anotando si es apto o no para celíacos el plato elegido y relacionar qué prácticas habría que realizar antes de la elaboración.

1. Introducción

La alimentación, y más concretamente los nutrientes o sustancias que contienen los alimentos, son los activadores de determinados tipos de reacción alérgica o intolerancia en personas predispuestas por sensibilidad, por genética, por contaminación alimentaria e incluso por desajustes metabólicos, enzimáticos.

Son especialmente aquellos alimentos que se consumen en mayor cantidad los que afectan a un mayor número de personas, acentuándose sobre todo en la población infantil menor de tres años. Prolongando algo más esa edad hasta los cinco años, los alimentos que más contagian con ese tipo de patologías son la leche de vaca y los huevos, principalmente.

A medida que vamos avanzando en edad, también se va ampliando nuestro abanico culinario. Vamos despertando curiosidad por otra serie de alimentos y nutrientes que, al entrar en juego, pueden ser tolerados o no por nuestro organismo. Es ahí cuando aparecen otro tipo de intolerancias y alergias no dadas (salvo excepcionalmente) en la población infantil y sí en la población adulta.

Cuando se ha determinado médicamente qué es exactamente aquello que enferma al individuo, se puede prescribir una **dieta estricta de exclusión** como método más efectivo y el único realmente recomendable hasta la fecha, dados sus resultados inmediatos en la persona propensa a reacciones ocasionadas por la presencia de ciertos alérgenos.

Es entonces cuando emergen establecimientos sensibilizados (comandados por cocineros) hacia ese tipo de clientela "especial", así como otros profesionales (médicos, endocrinos, dietistas o nutricionista y naturópatas) relacionados con el campo de la salud alimentaria. Estos elaboran menús, dietas, cartas, ofertas gastronómicas... que ofrecen a ese tipo de "pacientes" o clientes, con la intención de que continúen integrados de la manera más sana y corriente posible en la alimentación cotidiana, al mismo tiempo que se **cubren sus necesidades nutricionales y energéticas,** que es, al fin y al cabo, el propósito final de la alimentación en el ser humano.

Esta elaboración de "comida especial a la carta", dada la delicadeza o atención que requiere, ha de ser como un traje hecho a medida. Si bien no es necesario que se haga una adaptación alimentaria individual, en el caso de clientes con determinadas patologías, esa elaboración culinaria singular deberá atender a las exigencias y condiciones de determinados grupos de trastornos alimentarios. Como, por ejemplo, incluir en la oferta gastronómica platos aptos para personas celíacas, para personas intolerantes al huevo, y así para con el resto de patologías, donde en algunos casos será suficiente con sustituir algún ingrediente del plato, cambiar el agravante (marisco, almendras, sulfitos...) por otros componentes que convierta el plato de la oferta gastronómica en apto para intolerantes o libres de los principales alérgenos que afectan a un volumen importante de la población.

Dichas ofertas gastronómicas o dietas de inclusión no se deberían realizar de forma aleatoria o improvisada, ya que se podría incurrir en fallos que detonaran este tipo de patologías. Lo que se recomienda es que estas dietas sean concienzudamente estudiadas, revisadas y se desarrollen atendiendo a los pasos oportunos que se deben dar para asegurar dicha oferta con garantías de salud.

Para conocer más aspectos sobre dietas y ofertas gastronómicas relacionadas con alergias e intolerancias alimentarias, seguiremos basándonos en el caso de los profesionales del Departamento de Nutrición y Dietética de la Unidad Alergológica de la clínica privada HEALING CENTER.

2. Conocimiento de los aspectos básicos de nutrición

☞ HILO CONDUCTOR

En la Unidad Alergológica de la clínica HEALING CENTER, anexo a los aspectos básicos de la nutrición y como parte de estos, recomiendan el consumo diario de agua (35 ml multiplicado por los kilogramos de masa corporal) y la práctica de deporte como complementos perfectos para una alimentación sana que confiera garantías reales de salud a sus tratamientos.

Para cubrir las necesidades básicas del cuerpo humano, no contemplaremos las que nuestro cuerpo fabrica mediante reacciones químicas y debido a lo cual están cubiertas, sino aquellas que, por no ser fabricadas, necesitan de una ingesta diaria para reponerlas. Para ello, se requiere de una nutrición que aporte esos nutrientes (macro y micro) con el fin de que el organismo funcione correctamente, ya que la carencia nutricional es el principal problema de salud humana, por delante incluso de la toxicidad que se desprende de algún tipo de alimentación. De ahí que se haya que comer variado, incluyendo todos los grupos alimentarios durante el día y en la proporción adecuada a nuestra complexión y exigencia calórica que, en parte, viene determinada por nuestra actividad física.

La alimentación u oferta gastronómica debe representar toda la gama de colores del reino vegetal-frutal, para conseguir el mayor número de micronutrientes (vitaminas, minerales, enzimas) que, unidos a los macronutrientes (glúcidos, proteínas, lípidos), cubran esas necesidades basales y de consumo diario manteniendo un óptimo estado de salud.

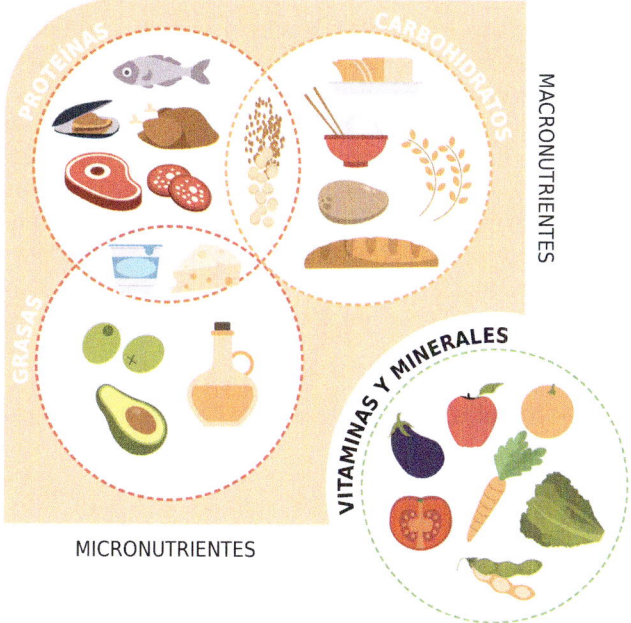

Macronutrientes formados por hidratos de carbono, proteínas y grasas (nutrientes que necesita el organismo en gran cantidad, de ahí "macro"). Micronutrientes constituidos por frutas, verduras y hortalizas (nutrientes que necesitamos en menor medida o cantidad, de ahí el prefijo "micro", pues apenas se necesitan unos miligramos de esas sustancias para optimizar el sistema inmunológico, metabolismo, etc.).

Veamos a continuación cuáles son esos cuatro grupos alimentarios que cubren todas las necesidades nutricionales del ser humano:

- ➲ **Carbohidratos:** también conocidos como **glúcidos, hidratos de carbono o sacáridos**, serán los de mayor consumo dada la necesidad calórica o energética del cuerpo. Son una fuente de energía inmediata (glucosa), el principal **combustible humano**. También tienen gran importancia estructural para el organismo al formar parte de la pared celular en los vegetales (celulosa), así como la cutícula en los animales artrópodos.

Los hidratos de carbono se forman mediante el proceso de fotosíntesis por las plantas que transforman el dióxido de carbono en azúcares simples. Entre ellos podríamos destacar los **cereales, las leguminosas y frutos secos** como sus principales exponentes.

➲ **Proteínas:** formadas primordialmente por las del reino animal (terrestre y marino), pese a que también se obtengan de otras fuentes como las proteínas vegetales. De vital importancia para la estructura muscular corpórea, así como también aportan vitaminas y minerales. No obstante, hay que hacer un consumo moderado por su alto contenido en grasas saturadas.

Entre las principales fuentes de origen animal y contenido proteico destacaremos lácteos y derivados, aves y huevos, reses y pescado.

➲ **Frutas y verduras:** ricas en minerales u oligoelementos y vitaminas son nutrientes indispensables para el correcto funcionamiento de los órganos vitales, de gran contenido en agua y fibra para facilitar el tránsito intestinal. Aunque no se necesitan en gran cantidad (de ahí que estén reconocidos como micronutrientes), sí son esenciales para la reparación de tejidos corporales, para el sistema inmunológico, para el desarrollo o crecimiento, etc.

Las vitaminas se dividen en dos grupos:

◊ Liposolubles: A, D y K.
◊ Hidrosolubles: C y completo B (riboflavina, niacina, tiamina, ácido fólico y B12).

Y como principales minerales contaremos con zinc, yodo, selenio, magnesio, cobre, hierro, calcio, cromo, fósforo, entre otros.

➲ **Lípidos:** también conocidos como **grasas y azúcares**, aportan una enorme cantidad calórica, motivo por el que deben consumirse en cantidades pequeñas. Dentro del grupo de los lípidos existen grasas saludables provenientes del aceite presente en las semillas y frutos secos (omega 6 y 9), del coco, del aguacate, de pescados con **omega 3 y 6**, que son esenciales para la salud, para el correcto funcionamiento de arterias, del cerebro, etc.

Los lípidos se dividen en tres grupos:

◊ **Grasas o aceites, también llamados triglicéridos.** Presentes en aceites vegetales, semillas, yema del huevo, frutos secos, grasa animal (porcina principalmente) y pescados. A su vez, se dividen en grasas saturadas, poliinsaturadas y monoinsaturadas según la presencia o cantidad de esta, así como su composición.
◊ **Fosfolípidos**, presentes en carnes y huesos.
◊ **Esteres de colesterol**, introducidos en yema del huevo, hígados, riñones, casquería y carne de res.

Conocer qué debemos comer es esencial para procurarnos una alimentación apetecible y sustancial que nutra, favoreciendo el crecimiento o la regeneración celular para un estado de vida adecuado, saludable y vital.

No es lo mismo establecer una dieta normal o para una persona sedentaria que para deportistas. Y es que, según el estado que atravesemos, podemos precisar de dietas muy dispares, incluso de dietas terapéuticas para tratar o curar determinadas patologías que requerirán de una serie de nutrientes específicos que una dieta corriente no cubriría.

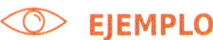 **EJEMPLO**

Podemos precisar de dietas: energéticas, proteicas, vitaminadas, bajas en hidratos de carbono, hipocalóricas, blandas, líquidas, férricas, astringentes, hipolipídicas, etc. Todo un elenco que lo que pretende es ayudar a la persona con unas necesidades específicas, bien sea por la necesidad de moldear el cuerpo por exigencias estéticas o deportivas; bien por ayudar en la cura de la dolencia o enfermedad que le sobrevino; bien sea por ganar vitalidad, o por querer aportarle un estado más sano y joven a las células, al cuerpo, mediante una mayor ingesta de antioxidantes.

Si la dieta es **"libre",** es decir, no está sometida a patologías, puede suponer una alimentación "despreocupada" en el sentido de que no revestirá importancia especial prestarle atención, ya que no existirán problemas que así lo exijan.

Si por el contrario la dieta es **"obligada",** es decir, está formulada y puesta a disposición de personas alérgicas, intolerantes o con problemas indistintos, entonces la cosa varía mucho, pues sí que requerirá de una especial atención primaria y de una posterior revisión o seguimiento que otorgue la seguridad que ese tipo de alimentaciones deben llevar, debido al decaimiento, agravación o peligrosidad que pueden darse en caso de desatención.

Pero la **veracidad alimentaria** radica en que viene "autoimpuesta" por la educación que recibimos en este sentido, la que vivimos en el núcleo familiar, la que nos expusieron los medios de comunicación y la que aprendimos de determinados libros, vídeos y medios que a veces están expuestos a tendencias que, según avanza la ciencia, van siendo modificados, aportando variables que modifican la idea inicial en cuanto a la dieta más recomendable en términos de salud.

Por ello quizá lo más aconsejable sea entender y asentarnos en las bases, sabiendo que lo más sano y natural proviene de la naturaleza en estado virgen. Que cuanto más fresco sea un producto, cuanto menos tiempo pase desde que lo cogemos hasta que lo consumimos; cuantos menos tratamientos químicos y por ende más natural sea y menos manipulaciones o tratamientos térmicos reciba, más vital, energético, vitaminado y nutricional será, sin duda alguna. Todo lo demás va perdiendo valor nutricional por el camino, debido a la oxidación o deterioro y a la merma por volatilidad, por incremento bacteriano o por destrucción de las propiedades nutricionales en origen.

3. Análisis del ámbito de la restauración

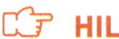 **HILO CONDUCTOR**

En HEALING CENTER saben que, hoy en día, existe un sistema educativo de restauración con base científica, del que han salido muchos estudiantes de cocina con los conocimientos y capacidades suficientes como para poder atender casi cualquier problema de salud alimentaria con la seguridad culinaria que ello requerirá.

El término *restaurador* es un concepto ambiguo, en el sentido de que posee varias acepciones, aun relacionándolo únicamente con la alimentación, el tema que nos ocupa. Por ello vamos a contemplar dos escenarios donde la palabra *restauradores,* en consonancia con esa alimentación, adquiere un sentido profundo que merece la pena conocer más detalladamente tal y como desarrollaremos a continuación.

3.1. Restauradores en términos de elementos regeneradores

El cuerpo humano tiene unas necesidades básicas y otras necesidades extraordinarias que hacen que los componentes o nutrientes que necesita el organismo, primero para subsistir y después para presentar un estado saludable, inevitablemente se vayan agotando. Las células los van consumiendo, transformándolos en glucosa, en energía para poder movernos y en otra serie de nutrientes esenciales que obligan a la necesidad de tenerlos que ir reponiendo constantemente y, en mayor o menor medida, en función de nuestro estado físico, gasto calórico o patología concreta.

En definitiva, lo que el organismo está haciendo con ello es una **regeneración o restauración celular,** reabasteciéndose para seguir contando con la materia prima que le permita regenerar cabello, uñas, piel, transportar oxígeno o cualquiera de las múltiples funciones mecánicas, físicas o químicas que realiza el cuerpo humano a diario.

Cuando esos macro y micronutrientes presentan un estado de déficit, entonces la salud está peligrando y comienzan a aparecer toda una serie de síntomas que degeneran en patologías físicas que han de ser tratadas. Cuando presentan un nivel adecuado a nuestro estado y necesidades personales, entonces el cuerpo se presenta fortalecido, enérgico, lleno de bienestar y salud, lo que aleja cualquier tipo de enfermedad que no tenga un origen genético o tóxico ajeno a los problemas derivados de la alimentación.

IMPORTANTE

Los nutrientes o elementos regeneradores son aquellos capaces de *re-generar* (volver a generar) un estado saludable y vital, que era el que en origen presentaban las células bien nutridas. Pero como estas están empleadas en la fabricación de todos los componentes, órganos o partes de nuestro cuerpo, así como en los mecanismos internos, por desgaste necesitan ser repuestas para conseguir que ese ciclo de crecimiento celular, desarrollo, reproducción y muerte no se vea cortado y pueda proseguir de manera natural, manteniendo una anatomía lo más rejuvenecida posible.

La dejadez o descuido por el que se desatiende este principio, el de la correcta nutrición diaria con la que se cubrirían todos los macro y micronutrientes básicos, es una de las causas por las que se **acelera el proceso de envejecimiento o deterioro.** Además, se agravan las patologías que, por déficit nutricional, no encuentran repuestos que restauren lo deteriorado ni fortalecen el sistema inmunológico o metabólico; de ahí lo vital de las dietas bien configuradas, donde no debe faltar ninguno de los nutrientes esenciales e indispensables para la salud.

3.2. Restauradores en términos de cocina

Si hablamos de **restauradores en términos de cocina,** como el profesional que se preparó o estudió para saber elaborar menús, dietas o realizar elaboraciones culinarias para satisfacer las necesidades nutricionales, entonces podemos decir que se ha ampliado la definición de gastronomía. Ahora se va más allá de la cocina tradicional para atender a todos los clientes y a las tendencias o necesidades que estos manifiestan, sea en cuestión de modas nutricionales emergentes (como *crudités, smoothies,* germinados, fermentaciones, *detox...)* o derivadas de patologías, y que deben ser atendidas por motivos de salud, a lo que también se une el crecimiento del número de este tipo de afectados.

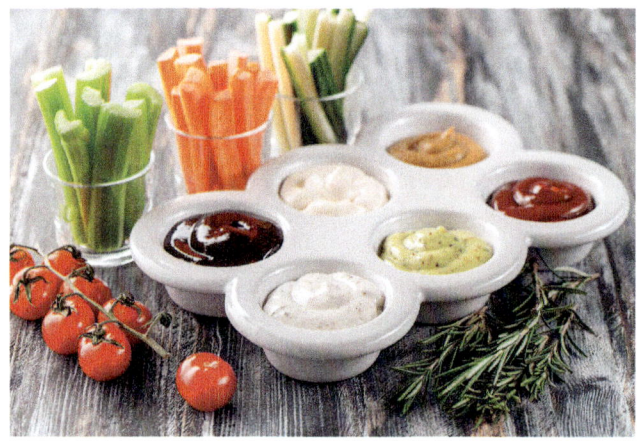

Muestra de una crudité, una tendencia culinaria saludable, donde se hacen bastones de zanahoria, apio y calabacín más tomates cherry, que se untarán en una serie de salsas de distintos sabores para hacer más interesante y sabrosa la ingesta de hortalizas crudas con un gran aporte nutricional.

Los restauradores sirven o reciben en sus instalaciones (restaurantes, hoteles, *caterings,* etc.) a todo tipo de clientes que no siempre vienen solos, sino que, por norma general, acuden en familias o grupos más o menos reducidos. Por ello, se hace bastante frecuente que, entre los miembros de esa familia o grupo, alguien tenga alguna intolerancia o alergia que suele comunicar previamente, motivo por el que los restauradores lo tienen contemplado y elaboran cartas con las que puedan satisfacer también a esas personas con una alimentación algo distinta, para que así no dejen de acudir a sus instalaciones. Este servicio ya es bastante corriente en la mayoría de los establecimientos profesionales.

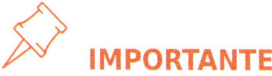

IMPORTANTE

Estos restauradores tienen que estar bien preparados y documentados sobre las principales alergias e intolerancias para poder dar una respuesta segura, a la vez que, por ley, se les obligará contemplar los alérgenos principales en las cartas de restaurantes u ofertas gastronómicas de sus establecimientos de alimentación. El desconocimiento de la ley, tampoco en este caso (en el de la venta de alimentos), les eximiría de la responsabilidad legal que recaería sobre ellos.

- -

TAREA 4

María, una persona joven a quien le encanta aprender sobre alimentación, está decidida a realizar un curso sobre nutrición y dietética, pero aún no ha llegado a comprender el principio y fin del porqué de la alimentación humana. No ha llegado a la conclusión de que su función es la de nutrir y conseguir la energía diaria que le permita encontrarse con salud y desenvolverse con normalidad.

De modo que, como estudiante, y ahora que posees nociones sobre alimentación, debes ayudar a María explicándole con detalle la función que cumplen los alimentos. Asesórale sobre qué alimentos o nutrientes básicos deberían estar presentes en su vida, e indícale en qué proporción debería tomarlos. Por último, indica qué alimentos corresponden a cada grupo nutricional.

- -

4. Comprensión de la rueda de los alimentos

HILO CONDUCTOR

En la unidad alergológica de la clínica HEALING CENTER, nos informan que, según SEDCA (Sociedad Española de Dietética y Ciencias de la Alimentación), la rueda de los alimentos se ha venido modificando y actualizando a lo largo de los últimos años. Se usó durante las décadas de los setenta y ochenta como un recurso didáctico tanto en educación como en sanidad.

- -

Desde que comenzáramos a preocuparnos por la salud y establecer una serie pautas o medidas para que tuviéramos una alimentación lo más equilibrada posible, se diseñó una **rueda de los alimentos el 16 de octubre de 1960,** con la que gráficamente pudiéramos conocer aquellos que formaban parte en nuestro día a día de una alimentación recomendable. La finalidad fue usar ese recurso gráfico basado en un programa (EDALNU, del Ministerio de Sanidad) en distintas campañas que permitieran difundir esa rueda de los alimentos al mayor número posible de personas de la población española.

Era una gran herramienta con la que trabajaban los docentes y el personal de hostelería, porque, apoyados en ella, les resultaba más sencillo confeccionar menús equilibrados. Visualmente era muy fácil mostrar los distintos grupos alimentarios y manifestar la importancia que tenían para una buena salud.

Pero esa rueda de alimentos ha ido sufriendo determinadas **modificaciones** en la medida en que cambiaban los hábitos de vida, y las tendencias alimentarias y los avances científicos iban desvelando nuevas propiedades beneficiosas o perjudiciales en los alimentos que obligaban a tratarlos desde un nuevo prisma, para adaptarlos a la información que intentaban transmitirnos en favor de la salud.

 PARA SABER MÁS

La SEDCA lanzó un programa *online* llamado *Alimentador,* que crea dietas personalizadas en función de las necesidades nutricionales según la edad, sexo y actividad física de cada usuario. Lo que hace es calcular la cantidad de nutrientes que necesita cada individuo, así como también actualizarlos según los cambios que se vayan produciendo.

Acude al siguiente enlace para conocer esta aplicación y calcular dietas personalizadas:

https://redirectoronline.com/sanp038po0301

En 1975 aparece la primera pirámide nutricional o pirámide de los alimentos, mostrando igualmente la importancia de la salud, pero en esta ocasión a una escala mucho mayor, ya que se popularizó a nivel mundial.

A continuación, y tras las distintas modificaciones que a lo largo de la historia sufrirían tanto la rueda como la pirámide alimentaria, encontraremos sorpresas antes omitidas en ellas como son las recomendaciones del consumo de agua y el ejercicio físico, buscando el estado saludable de las personas tanto física como emocionalmente.

Contemplemos ambas ilustraciones: la rueda y pirámide de alimentación actuales:

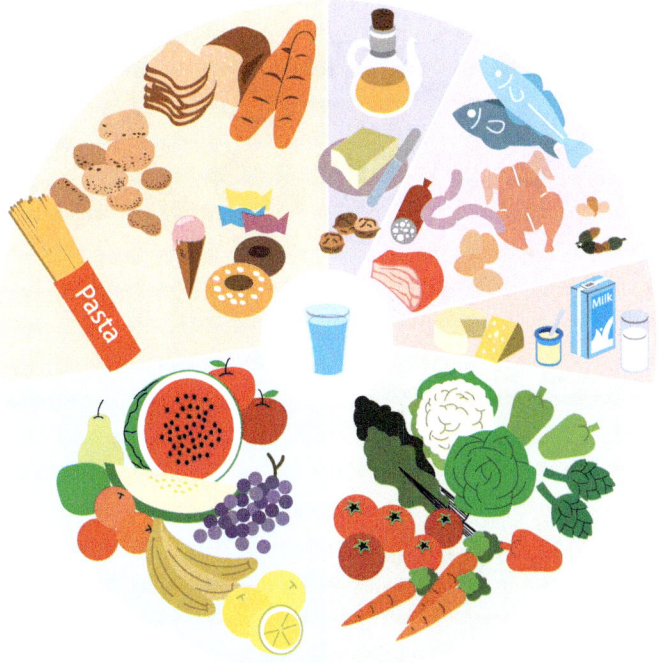

Principales grupos alimentarios que se deberían consumir diariamente para una salud equilibrada, plasmados en la actual rueda de alimentos, según la SEDCA.

Modelo mundial para educar en alimentación de una manera gráfica: la pirámide, según la Sociedad Española de Nutrición Comunitaria (SENC)

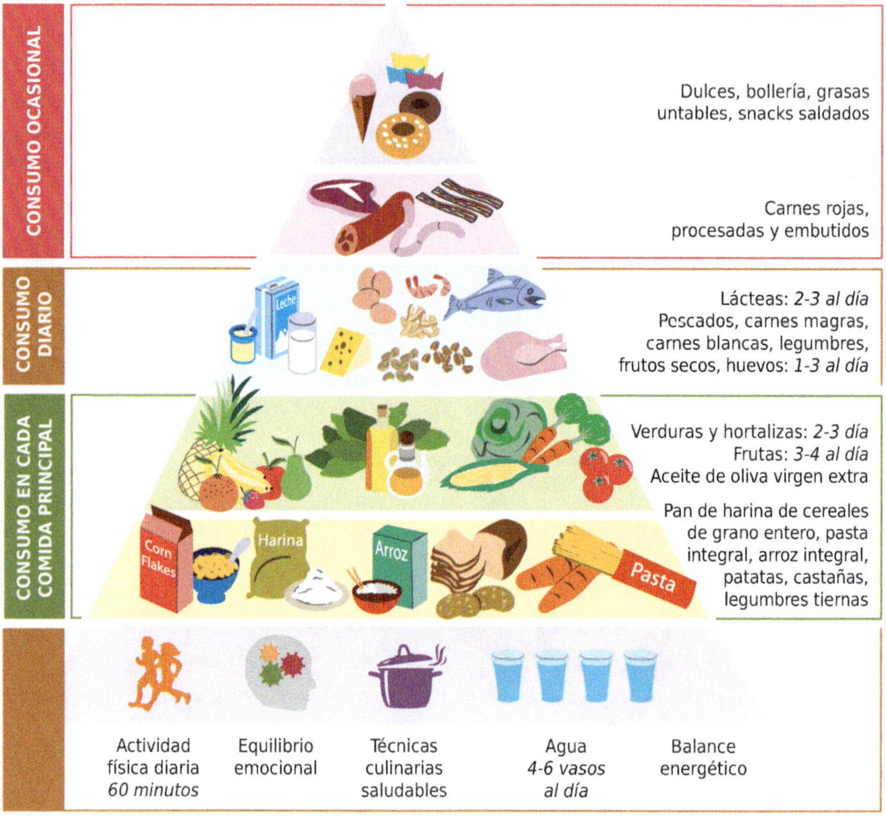

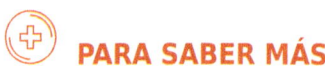

CONSUMO OCASIONAL

Dulces, bollería, grasas untables, snacks saldados

Carnes rojas, procesadas y embutidos

CONSUMO DIARIO

Lácteas: *2-3 al día*
Pescados, carnes magras, carnes blancas, legumbres, frutos secos, huevos: *1-3 al día*

CONSUMO EN CADA COMIDA PRINCIPAL

Verduras y hortalizas: *2-3 día*
Frutas: *3-4 al día*
Aceite de oliva virgen extra

Pan de harina de cereales de grano entero, pasta integral, arroz integral, patatas, castañas, legumbres tiernas

Actividad física diaria *60 minutos*

Equilibrio emocional

Técnicas culinarias saludables

Agua *4-6 vasos al día*

Balance energético

✚ PARA SABER MÁS

Para poder crear dietas saludables que aporten la cantidad necesaria de alimentos y nutrientes, la SEDCA (Sociedad Española de Dietética y Ciencias de la Alimentación) aconseja la gráfica con la nueva rueda de alimentos, ya que permite o facilita a simple vista poder configurar dietas saludables que no generen carencias o déficits nutricionales de una manera rápida y segura, al contemplar todos los grupos alimentarios y la proporción que de cada uno de ellos se recomienda ingerir diariamente. Puedes acceder a una guía completa a través del siguiente enlace:

Continúa en página siguiente >>

<< Viene de página anterior

https://redirectoronline.com/sanp038po0302

Para conocer mejor cómo funciona la rueda, hay que entender que, según sea la porción del grupo de alimentos, en función de su tamaño, así debería ser su ingesta en la misma proporción que aparece gráficamente expresada y durante el consumo diario. Esto denota, por ejemplo, que las grasas se contemplan porque son saludables, necesarias también para nuestra salud, pero que hay que consumirlas en una muy pequeña dosis en comparación al resto de grupos alimentarios.

Esos alimentos que recogen ambas gráficas cumplen una función concreta que viene explicada a continuación:

1. Alimentos energéticos I
- Composición predominante de glúcidos o hidratos de carbono y fibra si los cereales son integrales, con cáscara externa: productos derivados de los cereales, patatas, azúcar, etc.

2. Alimentos energéticos II
- Composición predominante en lípidos: grasas, aceites, mantequilla.

3. Alimentos plásticos
- Composición predominante en proteínas: productos de origen lácteo.

Continúa en página siguiente >>

<< Viene de página anterior

4. Plásticos

- Composición predominante en proteínas y vitaminas del grupo B principalmente: cárnicos, huevos y pescados, legumbres y frutos secos. Con la presencia ahora de los frutos secos, tenemos grasas o lípidos, por lo que también se considerarían alimentos energéticos.

5. Alimentos reguladores I

- Composición predominante en vitaminas, minerales y glúcidos, hortalizas y verduras.

6. Alimentos reguladores II

- Composición predominante en vitaminas, minerales y glúcidos, frutas.

El hecho de que ahora existan 6 grupos de alimentos representados donde anteriormente existían 7 no significa que se haya suprimido o eliminado ninguno de ellos, sino que el anterior tercer grupo que correspondía a las patatas, legumbres y frutos secos ha sido absorbido o integrado en otros grupos. Las patatas han pasado al conjunto de los cereales y derivados, mientras que las leguminosas y frutos secos se ha considerado dejarlos en el grupo de la carne, pescados y huevos.

 SABÍAS QUE...

Existen organismos privados, empresas, asociaciones e incluso colectivos que han recreado gráficamente ruedas y pirámides de alimentos que poco tienen que ver con las expuestas anteriormente por organismos oficiales. Bien sea por buscar otros objetivos (gimnasios, dietas de adelgazamiento, antioxidantes que retrasen el envejecimiento, etc.) o bien por entender la alimentación desde otra filosofía (higienista, macrobiótica, cetogénica, etc.), se ha adaptado la representación visual para facilitar la comprensión de una correcta alimentación que debería llevarse. Por ello, puede ser usual cruzarnos con ilustraciones que difieren mucho de las facilitadas por SEDCA y SENC.

Continúa en página siguiente >>

<< Viene de página anterior

A todo lo anterior también se acoplan por el camino otros gráficos como las tablas de alimentos, esquemas e infografías, que representan los grupos alimentarios desde diferentes prismas creativos quizá más contemporáneos aunque asemejados en contenido y finalidad.

---

5. Identificación de aspectos básicos de calidad y seguridad alimentaria

☞ HILO CONDUCTOR

Los científicos de la unidad alergológica de la clínica HEALING CENTER, desde su departamento de calidad donde someten alimentos con alérgenos a rigurosos controles para comprobar el comportamiento de los alimentos, apuestan por la competitividad del sector alimentario como método eficaz que hará que las continuas investigaciones e innovaciones de la productividad ofrezcan como resultado una constante mejora de la calidad en los alimentos.

Las crisis alimentarias, las epidemias, los déficits alimentarios de determinadas sustancias presentes en las tropas que estaban en los frentes de combate y que les hacían enfermar con facilidad, que los gobiernos perdieran muchos efectivos, así como las batallas y otra serie de acontecimientos, unido a la falta de salud relacionada con mala alimentación, impulsaron la necesidad de establecer protocolos, programas y normativas de carácter obligado y también voluntario para estandarizar patrones saludables que beneficiarían a consumidores finales, creando espacios destinados a la alimentación que aportaran garantías, una seguridad alimentaria hasta entonces inexistente. La desnutrición es el factor de subdesarrollo y bloqueo de cualquier sociedad mundial.

Después vino el mercado sin fronteras, la libre circulación de los alimentos que tampoco ofrecía las garantías necesarias como para asegurar que los productos fueran seguros. Todo ello obligó a las empresas a modificar los procesos de producción, distribución y servicio de alimentos a fin de mejorar esa seguridad alimentaria ya demandada por los consumidores y autoridades.

Desde entonces, los controles oficiales o inspecciones que se han venido desarrollando de manera secuencial han propiciado el establecimiento de una **regulación legal** que abarca desde el producto en origen, pasando por la manipulación hasta su consumo final, así como por el *marketing* destinado a productos alimentarios.

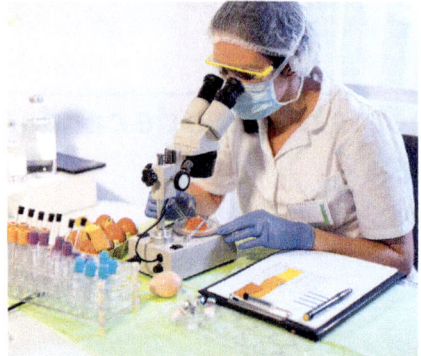 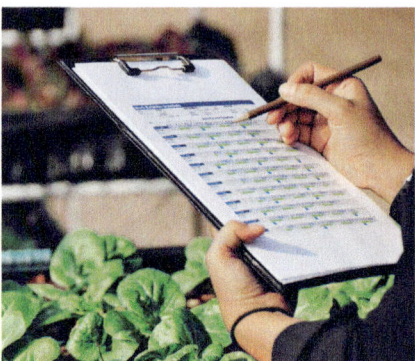

Dos controles de seguridad sobre los alimentos. A la izquierda, investigación científica donde con microscópico electrónico se analizan las distintas sustancias presentes en el huevo. A la derecha, un método más tradicional, donde con una plantilla se van recogiendo datos como pigmentación, aroma, sabor, textura, brillo, etc., de una muestra de espinacas, buscando que los indicadores se encuadren en la mayor frescura y madurez más óptima del alimento para su recolección y consumo.

Esa regulación contempla revisiones de la recepción de la materia prima, método o modo de fabricación y manipulación, control sobre la cadena de frío, cumplir con las medidas higiénico-sanitarias mínimas exigibles por ley, APPCC, auditorías, etc. Y de ello, y por las garantías que ahora sí se podrían ofrecer con respecto a la alimentación, aparecen los sellos o indicadores de calidad, denominaciones de origen, productos ecológicos, certificados de calidad, las normas ISO y todo un elenco de "etiquetas" que recogen ese garante de salud.

 SABÍAS QUE...

Según la FAO (Organización de la Naciones Unidas para la Agricultura y la Alimentación), es en 1970 cuando se acuña el término "seguridad alimentaria". Se define como la situación en la que todas las personas tienen en todo momento suficientes alimentos seguros y nutritivos que cubran las necesidades biológicas humanas y sus preferencias para una vida sana.

Todo esto se centraliza a nivel de las empresas alimentarias en la **gestión de calidad y seguridad alimentaria,** pues necesitan ofrecer ciertas garantías para cumplir las normas sobre alimentación y exportación, así como con las exigencias de grandes cadenas alimentarias o gobiernos.

Comprobemos ahora qué beneficios reales se obtienen al aplicar una gestión de calidad y seguridad alimentaria:

- ➲ Aplicación de unos estándares de calidad que ofrecerán siempre idénticos resultados garantizados.
- ➲ Eficiencia en el orden y en los mecanismos de coordinación y productividad.
- ➲ Garantizar una calidad estable acorde al mercado actual en cuestión de procesos y servicios a los clientes o consumidores finales.
- ➲ Controlar la calidad en origen sin la necesidad de revisiones constantes.
- ➲ Acceder a nuevos mercados, a potenciales clientes que demandan esas garantías.
- ➲ Fortalecimiento en el mercado y especialización con productos de calidad.

SABÍAS QUE...

Algunas cadenas alimentarias ya demandan a sus proveedores estándares de calidad como el IBR o IFS *(International Featured Standard).* Se trata de un protocolo técnico y privado que desarrollaron conjuntamente alemanes, franceses e italianos con la finalidad de ayudar a los proveedores a cumplir con la legislación vigente para garantizar la seguridad de los productos alimentarios. Ambos estándares buscan ajustarse a las exigencias de la Unión Europea relativa a la seguridad alimentaria.

Nada de esto es fortuito, sino que es producto de la inercia generada por el consumidor final que cada vez solicita más información, buscando extraer de ello más garantías que aseguren el consumo de los alimentos que adquiere.

Por citar algunos aspectos básicos relativos a la seguridad alimentaria se podrían aducir:

> **Que el alimento en origen esté en perfecto estado**
> - No contaminado, no alterado genéticamente, bien nutrido, bien tratado y manipulado.

> **Que el alimento durante la distribución no pierda contenido ni calidad nutricional o pierda la mínima posible**
> - Que no esté lavado, encerado, que mantenga una temperatura constante y estable que ralentice su deterioro y que esté debidamente envasado para no sufrir magulladuras, golpes y maltrato durante el transporte hasta destino. Que se realicen las oportunas trazabilidades para seguir la línea temporal del producto en caso de que se detecten partidas en mal estado que se hayan de retirar, por intoxicación, requerimiento por inspección o semejantes.

> **Que el alimento puesto al servicio del consumidor siga manteniendo la frescura**
> - Que se cuide igualmente su manipulación, cadena de frío y el envasado para que ningún proceso merme las características nutricionales de los alimentos. Que esté debidamente etiquetado para informar correctamente al consumidor.

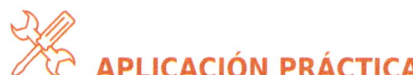

APLICACIÓN PRÁCTICA

La SENC, en su modelo gráfico para educar a la población mundial sobre una correcta alimentación, añade varios aspectos no alimentarios que, a su vez, no se contemplan en la rueda de los alimentos. ¿Qué elementos o aspectos son esos y por qué los añade si no tienen que ver con la alimentación?

Solución

La pirámide incluye estilos de vida saludable que no contempla la rueda de alimentos.

En el primer peldaño o nivel de la pirámide, se recoge la necesidad de un adecuado consumo de agua y la realización de deporte como parte fundamental y complementaria de la correcta alimentación, para cumplir con el objetivo o

Continúa en página siguiente >>

<< Viene de página anterior

la función del resto de las recomendaciones que aparecen en la pirámide en términos de salud.

---

6. Comprensión de la dieta sin gluten

☞ HILO CONDUCTOR

Es en la Unidad Alergológica de la clínica HEALING CENTER donde se dan los primeros pasos de investigación aplicada sobre cada paciente y en relación a los alimentos que forman parte de su dieta corriente. Se pretende que, con esa anamnesis, se llegue a la mejor configuración posible de una dieta específica de exclusión que prescinda total o parcialmente del gluten, en función del grado de intolerancia o alergia del usuario concreto. Por lo tanto, en la filosofía de la clínica no se aplica una dieta sin gluten genérica, sino que se apuesta por encontrar la mejor solución a cada caso clínico único con la finalidad de mejorar considerablemente la patología en cuestión de una manera personalizada.

Para llegar a la dieta sin gluten, vamos a comenzar por recordar qué es el gluten de una manera algo más desarrollada.

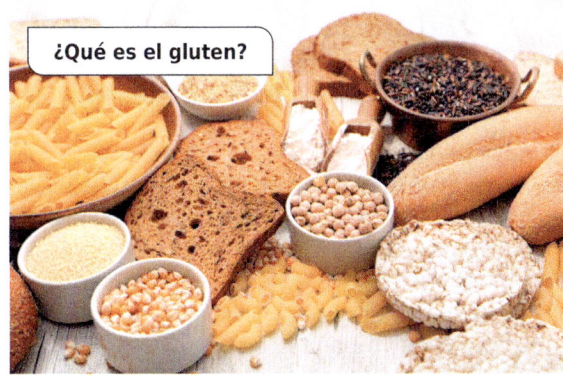

El gluten está formado por un conjunto de glucoproteínas ergásticas presente en cereales de secano, formando una combinación junto a otros componentes como el almidón. Su estructura está formada por un 80 % de las proteínas en el trigo, cuya composición es alfa gliadina, omega gliadina y glutenina. Su función no es nutricional, pues no aporta ningún valor, sino que es tecnológica o química, aportando elasticidad a las masas hechas con los cereales que contienen esta proteína que, junto con los procesos de fermentación (retiene los gases en el interior de la masa haciendo que suba) que se producen en las masas, potencian que leuden, que aumenten de volumen, otorgando una consistencia esponjosa a los productos panificables y de bollería.

Lavando el almidón presente en las harinas de trigo, cebada, centeno y avena principalmente, obtendríamos el gluten, una sustancia viscosa, pegajosa y fibrosa con una textura similar a la de un chicle al estirarlo.

El problema aparece cuando personas sensibles al gluten o intolerantes al gluten (celíacos) la rechazan, en forma de alergias. En esta situación se ven forzados a tener que realizar inevitablemente una dieta sin gluten, pues es en ausencia de esta cuando el intestino recupera su funcionalidad normal.

IMPORTANTE

No se recomienda dar gluten a los bebés hasta pasados los seis primeros meses de vida, pues de ese modo evitamos en cierta medida el desencadenamiento de la enfermedad celiaca por administración prematura cuando aún se está formando y fortaleciendo la microbiota o flora intestinal.

- -

6.1. En qué consiste la dieta sin gluten

Esta dieta se basa en el régimen alimentario que prescinde de esa proteína, del gluten, tanto para las personas que sufren celiaquía como para las alergias no celiacas, ya que se considera que es el único método eficaz e inmediato para combatir esas enfermedades con seguridad de éxito.

El **celíaco** sufre una enfermedad inmunológica que le impide la ingesta de gluten, puesto que se ve dañado su intestino delgado. Por lo general, corresponde a una patología genética que se diagnostica haciendo una extracción de sangre y una biopsia del intestino delgado.

La sensibilidad al gluten no celíaca o síndrome de la intolerancia al gluten es aquella de la que aún no se sabe con certeza si el causante es el gluten, pese a que comparte sintomatología con el cuadro que presenta la persona celíaca, si bien lo que sí queda demostrado es que se trata de una enfermedad que remite al someter al paciente a una dieta libre de gluten y, por el contrario, empeora cuando este lo ingiere.

Como ya vimos en unidades anteriores qué puede comer y qué no es apto para el consumo de personas con problemas con el gluten, solo añadiremos que los expertos en la materia **desaconsejan totalmente la fritura** en este colectivo, pues, aun usando harinas sin contenido en gluten, se suele pecar de freír en aceites donde se han frito alimentos enharinados con harinas ricas en gluten, lo que causa la contaminación cruzada. Igualmente enfatizan en las **precauciones durante la manipulación de los alimentos,** y en que rechacemos todo lo que sea artesano y a granel si no está debidamente etiquetado como para poder conocer qué ingredientes lleva.

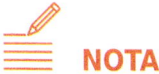

NOTA

Las modas hacen que el gluten sea un tema candente, de gran actualidad y popularidad entre los consumidores afectados y la población sana. Pero, como todo en la vida, tiene sus defensores y detractores. No obstante, los especialistas o profesionales desaconsejan que, sin que se haya diagnosticado una alergia o intolerancia, deje de consumirse, ya que, además de no tener un sentido lógico ni una base médica o científica, se añade que dificultaría bastante las futuras exploraciones y pruebas para detectar si se trata de una u otra patología.

Ahora vamos a ver qué serie de consejos nos ofrecen organismos oficiales para poder llevar una dieta libre de gluten de la manera más concienciada posible:

1. Es recomendable consumir productos naturales o genéricos, es decir, los que son libres de gluten por naturaleza.
2. No se recomienda consumir productos a granel, ya que son productos que tienen mayor riesgo de haber sufrido contaminación cruzada.
3. No se deben consumir productos etiquetados con la declaración "muy bajo en gluten", aunque vayan acompañados de las siguientes alegaciones: "Adecuado para las personas con intolerancia al gluten", "Adecuado para celíacos", "Elaborado específicamente para personas con intolerancia al gluten" o "Elaborado específicamente para celíacos". Estos

productos contienen entre 20 y 100 ppm de gluten, y no son aptos para personas celíacas según los expertos. La única mención válida para las personas celíacas es la mención SIN GLUTEN.

4. Actualmente existen en el mercado productos elaborados con almidón modificado de trigo que contienen menos de 20 ppm de gluten y son aptos para personas celíacas.

5. Al adquirir productos elaborados y envasados, es recomendable comprobar la relación de ingredientes que figuran en el etiquetado, o buscarlos en la lista de alimentos sin gluten de FACE o en la aplicación FACEmóvil.

6. Se debe extremar la precaución en la manipulación de alimentos en bares, restaurantes y comedores. Ejemplo de ello sería el uso de aceites compartidos para productos con y sin gluten o si un plato de legumbre con embutido con gluten no podría ser ofrecido a una persona celíaca, aun quitando el embutido después de su elaboración.

7. En aquellos domicilios en los que haya un miembro celíaco, se recomienda eliminar las harinas de trigo y el pan rallado con gluten y utilizar, en su lugar, harinas o pan rallado sin gluten, copos de puré de patata para rebozar, empanar o espesar salsas. De este modo, los alimentos cocinados en casa podrían ser consumidos por todos, incluyendo las personas celíacas.

8. Las asociaciones de celíacos están para ayudar, ante cualquier duda o problema, a quien acuda a ellas.

9. Ante la duda de si un producto contiene o no gluten: NO LO CONSUMAS.

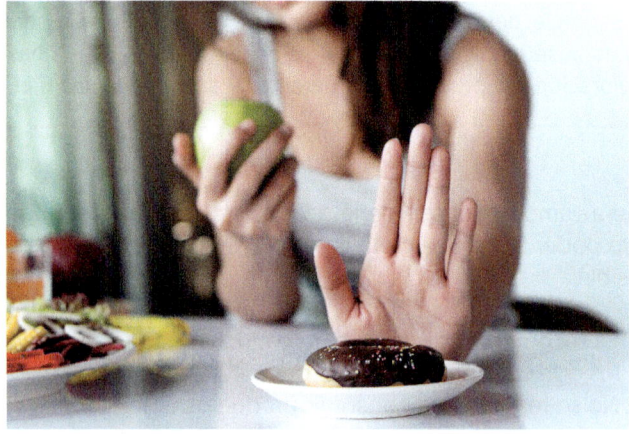

Las personas con una dieta sin gluten se verán obligadas a rechazar bollería industrial reemplazándola por fruta y verdura, sabiendo que la nueva elección no le causará ningún problema de salud.

ACTIVIDAD COLABORATIVA

1. En esta actividad vamos a introducirnos en el término *dieta.* ¿Qué es una dieta sin gluten? ¿Qué se considera por dieta "libre"? ¿A qué atendería una dieta "obligada"?

---

7. Comprensión del diagrama de procesos para el diseño de ofertas gastronómicas y/o dietas relacionadas con las alergias e intolerancias alimentarias

HILO CONDUCTOR

En la clínica HEALING CENTER, informan que, para poder elaborar y presentar platos, menús o dietas para intolerancias alimentarias y alergias, se precisará de la participación y control de bastantes componentes en el proceso que estarán interrelacionados los unos con los otros, informados en todo momento, y que del conjunto dependerá el éxito, y no de un factor aislado.

Todo se inicia en las materias primas (productores) y los proveedores. En ese preciso tándem es donde comienza el desarrollo de los procesos necesarios que han de darse previamente para poder diseñar con garantías, en términos de salud, ofertas gastronómicas o dietas para intolerantes y alérgicos a determinadas sustancias presentes en los alimentos.

El diagrama de los procesos para el diseño de ofertas gastronómicas o dietas relacionadas con las alergias e intolerancias alimentarias queda como sigue:

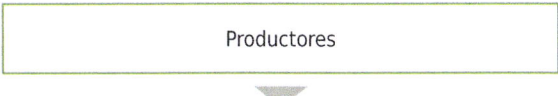

Productores

Continúa en página siguiente >>

<< Viene de página anterior

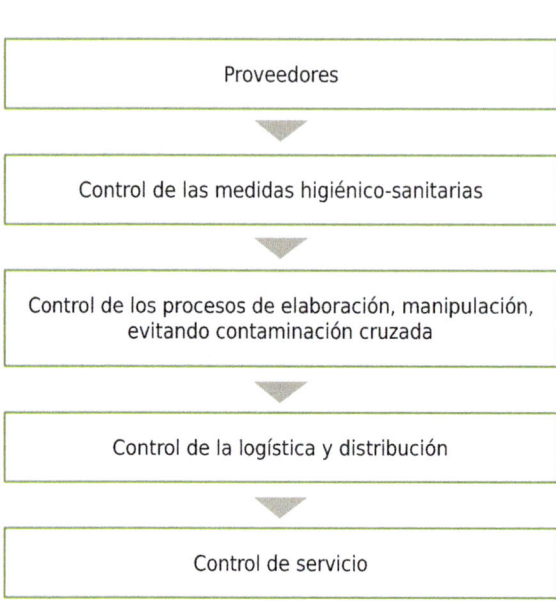

Veamos ahora de manera desarrollada cómo sería el flujo de los procesos necesarios para garantizar la creación de menús, platos, cartas de restaurantes o dietas hospitalarias.

7.1. Productores

En ellos comienza el alimento a adquirir su importancia, ya que será de ahí de donde podrá abastecerse el resto de la cadena como para poder trabajar, manufacturar, vender o intercambiar esa **materia prima** nutricional.

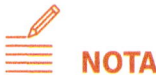 **NOTA**

En este caso, como materia prima se contemplan los alimentos primarios, en origen, antes de ser extraídos o retirados de los huertos, campos, granjas, ganaderías, fábricas, etc.

A la hora de recolectar o comprar materia prima, será importante que el productor esté en posesión de la suficiente **información y formación** como para saber identificar claramente los productos con los que trabaja, que conozca los principales alérgenos con los que opera, para seguidamente tratar con proveedores o clientes finales facilitando esta información primaria tan vital en el caso de dietas para intolerantes y alérgicos.

También ese esencial que cuente con la suficiente facultad para saber transmitir esta información crucial habiendo tenido la **precaución** no solo de conocer qué tiene entre manos o qué alérgenos maneja, sino conocer igualmente cómo **evitar todo tipo de contaminación cruzada,** extremando las precauciones o contando con un protocolo de actuación que impida tal desenlace para que llegue al proveedor o cliente en las condiciones más idóneas de seguridad alimentaria.

7.2. Proveedores

Si el proveedor fuese el propio productor, entonces nos acogeríamos a todo lo citado en el párrafo anterior. De lo contrario el proveedor debe estar **en comunicación estrecha con los productores.** Tanto si usan los productos directamente para ser vendidos como meros intermediarios entre productor y cliente como si los usan para realizar productos semielaborados o elaborados, están en la obligación no solo de velar por las premisas que guardaron los productores (pues de lo contrario destruirían los cuidados y esfuerzos realizados por los primeros), sino de sumarles especial atención a los mecanismos internos para evitar a toda costa la posibilidad de **contagio entre alérgenos y productos sin alérgenos,** que a su vez deben diferenciarse unos de otros para poderlo especificar claramente de cara a la venta, con el fin de tener bien informado a clientes o consumidores finales.

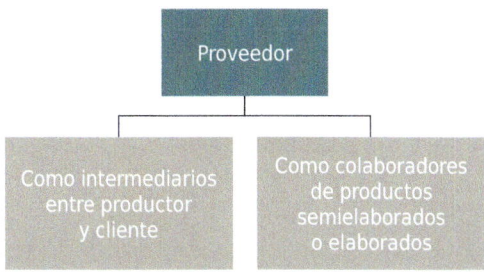

7.3. Control de las medidas higiénico-sanitarias

Disponer del establecimiento de una serie de medidas que permitan contar con unas instalaciones adecuadas, higiénicas y libres de agentes que impidan el correcto uso en términos de salud es indispensable, pues, una vez más y de no ser así, todos los anteriores pasos a este punto caerían en saco roto y no servirían de nada.

Por ello, y para comprobar las distintas medidas higiénico-sanitarias que se pueden y deben establecer, vamos a ver la siguiente información:

Higiene personal y del personal
- Se requerirá una higiene suficiente y adecuada al puesto relacionado con alérgenos, para que las partes expuestas del cuerpo no vayan contaminadas de sustancias que contaminarían ropa, así como lugares de trabajo, al entrar en contacto con ellas.
- La ropa de trabajo o EPI (equipo de protección individual) ha de ser de uso exclusivo para el puesto de trabajo y en el puesto de trabajo.
- Durante el horario laboral no se podrá comer ni beber nada traído del exterior para impedir el ingreso de patógenos externos que contaminarían aquellas zonas industriales esterilizadas y libres de alérgenos.

Limpieza de instalaciones
- Hay igualmente que extremar la precaución en la limpieza porque un pequeño reducto de alérgenos es más que suficiente para desencadenar hasta un caso de anafilaxis en personas altamente sensibles a estos agentes. Por ello, se hace obligada la existencia de un plan de limpieza y desinfección donde se explicará cómo se han de realizar todas las tareas concernientes de manera pormenorizada. También son necesarios unos registros de limpieza diaria que deben ser atendidos con la mejor de las diligencias y supervisados posteriormente para verificar la seguridad alimentaria que se requiere.
- Una pautas mínimas serían no barrer, mejor aspirar; fregar con abundante agua caliente que arrastre o arranque bien los alérgenos y proceder luego a su secado; no usar fuentes de agua ni aire comprimido o a presión que puedan dispersar alérgenos y que estos entren en contacto con otras zonas libres de ellos, o que los utensilios de limpieza sean de uso exclusivo para cada zona sin poderlos mezclar.

7.4. Control de medidas de seguridad

Marcando por objetivo analizar si existe riesgo de contaminación en las distintas **instalaciones y equipos** que intervendrán en el proceso de producción, se deberá previamente realizar un estudio de cada zona, de su función dentro de este sistema de producción (almacenaje en seco, cuarto frío de manipulación, zonas de lavado, zonas de tratamientos térmicos o cocinas, zonas de almacenaje en frío, en congelación) y un estudio de la maquinaria que se utilizará durante la fabricación, y de ese modo, establecer dos áreas y dos equipos de maquinarias bien diferenciados y aislados para que no exista la posibilidad de contaminación cruzada.

Si por medios económicos o limitación de las instalaciones no se pudiera establecer esta separación, entonces se debería delimitar la zona primera o inicial de fabricación para los productos o alimentos libres de alérgenos y la última parte de la "cadena" para aquellos con contenido en sustancias alergénicas. Con ese modo de obrar impedimos, en gran medida, también la contaminación cruzada.

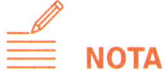 **NOTA**

Dado que es sumamente complicado recordar todos los parámetros imprescindibles para poder llevar un buen control de las medidas de seguridad. Y, que no siempre esto nos es facilitado, o que simplemente no nos sirven los estándares ya existentes, lo mejor es crear nuestro propio programa de control de medidas de seguridad en una especie de ficha o plantilla, que recoja todas las directrices que se deberían cumplir acordes a nuestro tipo de necesidad. De esa manera, no podrá ser olvidada ni desatendida ninguna medida, y existirá un registro de ese control en soporte físico o virtual, que dejará constancia cronológica de la correcta aplicación de dicho control.

7.5. Control de los procesos de elaboración

La fase de elaboración será seguramente la más compleja de todas aquellas cuantas existan, pues en ella intervienen e interfieren un sinfín de factores que vuelven especialmente delicada esa etapa en la que el control, la atención, precaución o los procedimientos deben ser rigurosamente cuidados.

Por todo ello, vamos a ver algunos de los posibles y recomendables aspectos que se han de tener en cuenta en los procesos de elaboración:

- **Separación del almacenamiento y producción de los alérgenos:** tal y como se expuso con las instalaciones y maquinaria, con el almacenamiento y producción sucede igual. Han de aislarse los alérgenos de los artículos que no los tienen de una manera segura, y durante la producción tampoco pueden entrar en contacto los unos con los otros, ni compartir la misma zona de trabajo, sino que tendrán que ir por vías distintas e igualmente aisladas.
- **Manipulación:** esta debe implicar algunos de los apartados mencionados y desarrollados como la higiene personal, así como el uso de guantes, mascarillas, gorro o cualquier dispositivo que acote la entrada de alérgenos en el proceso de manipulado. El personal laboral debe saber cuáles son las zonas libres de estos reactivos en intolerantes y alérgicos, así como los productos para impedir el paso de estos agentes nocivos a los inofensivos.
- **Evitar la contaminación cruzada:** mantener todas las medidas de seguridad, tanto con la ropa de trabajo como con la higiene, los alimentos, las zonas de fabricación y las instalaciones, para librarnos del traspaso de alérgenos. La afamada contaminación cruzada es la principal causa de reacciones graves muy por delante de las ingestas.
- **Verificar la formulación:** comprobar que la información recibida por parte de proveedores, como la que facilitaremos a los clientes mediante el etiquetado o publicidad, es correcta, cumple con las normativas y hace honor a la verdad, detallando cada sustancia para verificar que la formulación de los alimentos puestos a la venta cumplen con lo deseado por el tipo de clientela al que irán dirigidos.
- **Embalaje y envasado:** cuando se va a disponer las dosis, raciones, unidades, etc., en formatos individuales para su puesta a la venta, también los embalajes y envases deben haber cumplido con las normas higiénico-sanitarias, como son su separación en el almacenamiento, la correcta manipulación y la limpieza, evitando la contaminación cruzada en este último punto anterior a la adquisición o llegada del producto al consumidor final.

 SABÍAS QUE...

En el proceso de elaboración repercuten o se ven implicados muchos de los estadios anteriores a esta fase, siendo por lo que se torna especialmente complicado

Continúa en página siguiente >>

<< Viene de página anterior

su control y eficacia. En ella interfiere directamente el saber hacer que hayan prestado con los alimentos los productores, los proveedores, e incluso cómo se hayan desarrollado las medidas higiénico-sanitarias. Pues cualquier desatención en esos eslabones anteriores al de la elaboración perjudica seriamente a la cadena e inhibe el correcto desarrollo de las elaboraciones con independencia del control que se lleve posteriormente.

7.6. Control de la logística y distribución

Antes de que los alimentos o productos alimentarios comiencen su travesía en dirección a los consumidores finales, deben verificarse que están **debidamente identificados** (tanto individualmente como en el embalaje) y **etiquetados.** Solo entonces podrán pasar la fase de logística y de distribución que, por enésima vez y como en anteriores secciones, deben igualmente impedir la contaminación cruzada. Y aun cuando vayan en formatos o envases aislados, no deben mezclarse productos con alérgenos con los que no los tienen, ni compartir espacio de almacenamiento en la carga, refrigeración y medio de transporte elegido, para suministrar los artículos sin que se produzca este cruce que contamine la mercancía.

Dado que será difícil tener una flota o vehículo para productos con no alérgenos y otra para alérgenos, lo normal será llevar a cabo una limpieza en profundidad lo más aséptica posible, a modo de esterilización, para tener la certeza de que el contagio por contaminación cruzada es prácticamente imposible.

Veamos la secuencia lógica de la logística y distribución:

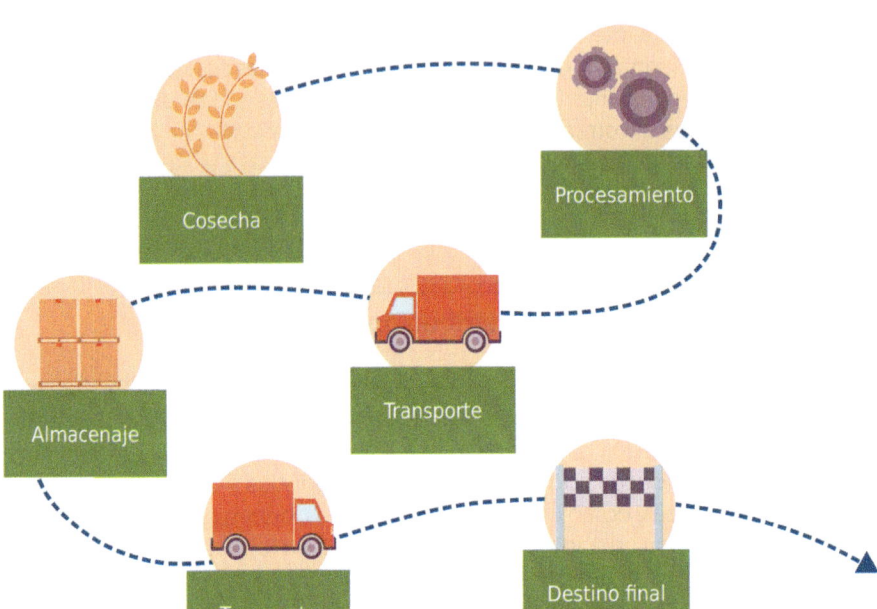

7.7. Control de servicio

Una vez que la mercancía o los alimentos están dispuestos y expuestos, al consumidor final no se le puede desatender durante el servicio a domicilio ni *in situ,* debiéndose realizar las mismas pautas higiénicas, de control, de verificación y de toda índole para que el alimento termine su recorrido como lo empezó, sin alteración por alérgenos.

Cuando se ha completado todo lo anterior es cuando nos encontramos en disposición diseñar ofertas gastronómicas o dietas para intolerantes y alérgicos con la total convicción de que, por nuestra parte, nada quedó pendiente. Como centros de alimentación de cara al público, o como profesionales, debemos igualmente velar por la seguridad y la salud a través de esas propuestas o mecanismos. En este sentido, no cabe una bajada de la atención ni descuidar los procesos, pues podría ocasionar un caso extremo de anafilaxis y muerte por imprudencia, motivo más que suficiente como para tomarlo totalmente en serio y con la máxima responsabilidad; la propia que corresponda adoptar a cada individuo dentro de la posición que desempeñe en la cadena.

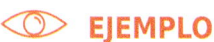 **EJEMPLO**

Comprobemos esta última fase o cualquiera de las anteriores en la siguiente empresa y sus distintos servicios que prestan a la industria de la alimentación en cuestiones de control, seguridad alimentaria, higiene, etc.

https://redirectoronline.com/sanp038po0303

8. Aplicación de buenas prácticas en la elaboración de platos aptos para personas alérgicas a alimentos y al látex, y para celíacos

👉 **HILO CONDUCTOR**

En el Departamento de Nutrición y Dietética de la Unidad Alergológica de la clínica HEALING CENTER, además de informar a los pacientes con trastornos alimentarios, imparten información destinada a profesionales sobre las buenas prácticas para personas alérgicas a alimentos, gluten y látex, que incluyen en el curso sobre manipulador de alimentos.

A las buenas prácticas, desde un punto de vista más profesional, podríamos anexar todo el apartado anterior y con ello ya tendríamos cubierto casi al cien por cien el correcto desarrollo para cualquier elaboración para personas alérgicas e intolerantes. Pero al titular "látex y celíacos" habría que completarlo algo más como ya hicimos antes, atendiendo a otras sustancias que entran en juego de manera más específica y concisa, y no tan genéricamente (alérgenos), como son la proteína del caucho y el gluten.

Comprobemos visualmente algunas de las buenas prácticas imprescindibles en cocina, al tratar con alimentos y para la salud humana. Fíjate en la siguiente imagen:

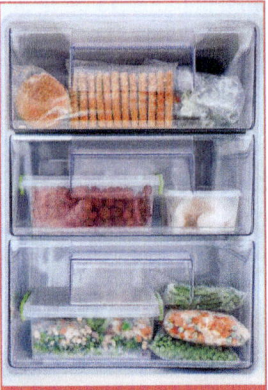

Alimentos conservados en refrigeración y en envases individuales para evitar deterioro nutricional y contaminación cruzada.

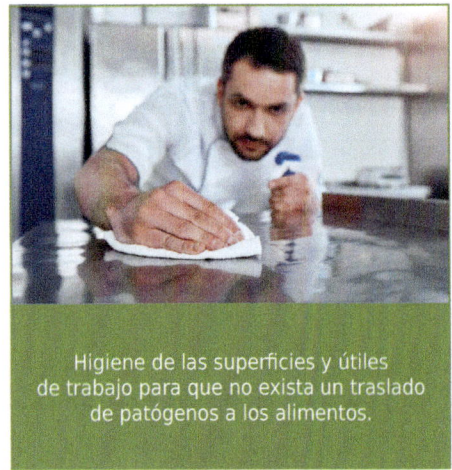

Higiene de las superficies y útiles de trabajo para que no exista un traslado de patógenos a los alimentos.

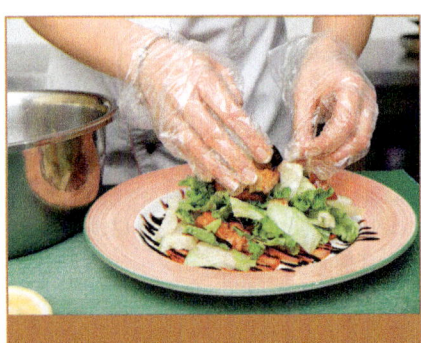

El uso de guantes para no contaminar el alimento, aunque, si fuera látex, mejor usar sustitutos inocuos para intolerantes y alérgicos.

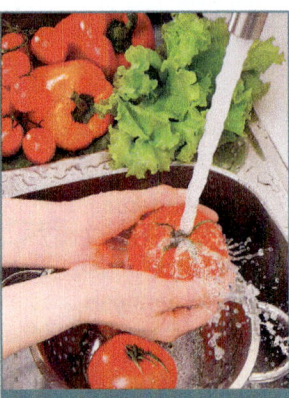

Lavado con abundante agua de verduras y hortalizas para eliminar restos de suciedad y gérmenes antes del consumo.

Veamos cómo resulta esto desde un prisma tanto profesional (chef o cocinero que elabora platos para estos colectivos) como *amateur* (la persona afectada por cualquiera de esas patologías y que necesita igualmente saber elaborar platos seguros o aptos para ella).

1. Conocer bien **qué ingredientes podemos y no tomar.** Estar asesorados médicamente de aquellos alérgenos que reaccionan negativamente (aunque se denomina reacción positiva) con nosotros.
2. Para lo cual deberíamos contar con una **dieta de exclusión hecha por personal cualificado,** con la que conocer todos los alimentos que no pueden estar incluidos en nuestros platos o comidas.
3. Conocida la dieta de exclusión, podemos optar por tener a mano otro **listado** de los muchos existentes dentro de los distintos **organismos que atienden estas patologías,** donde se relacionan una serie de alimentos sustitutos, aptos o seguros para casos como celiaquías, no celíaco pero intolerante al gluten, intolerancia o alergia al látex. En esas páginas también nos explicarán los **mecanismos o pautas de seguridad que deben seguirse** para no incurrir en contaminación cruzada en ninguna de esas dos afecciones.
4. Además de los puntos anteriores, es importante **leer qué productos o sustancias utilizaremos para elaborar platos.** Debemos evitar todos aquellos productos que no estén claramente identificados, envases sin etiqueta, productos artesanos o a granel sin información adjunta, etc.
5. **Revisar el etiquetado minuciosamente,** y en el supuesto de celíacos, que vayan con el **sello o certificado de "Sin gluten".** En determinados elaborados puede ser una sustancia que pasa desapercibida, oculta y que produce contagios. De ahí que lo recomendable sea la certificación libre de gluten o 20 ppm.
6. Los **envases domésticos** deben tener también una **clara identificación,** ya que, al sacar los productos de los envases primarios, se suelen desechar, y al envasar en otro recipiente y no tener esa etiqueta informativa en una vivienda donde conviven personas intolerantes o alérgicas con personas sanas, es usual la confusión y que el envase que creíamos seguro no lo sea y se produzca una reacción grave.
7. También es frecuente descuidar las **especias, salsas o condimentos varios** en los que no se suele prestar especial atención a los alérgenos, dado que el uso de algunos de ellos como el de las especias suele ser efímero. Un error que también lleva a bastantes personas a los hospitales con cuadros alérgicos e intolerancias agudas.
8. **Evitar rebosados empanados** salvo que se conozca nítidamente los ingredientes (harinas sin gluten) y el método seguro (sartén y aceite específico y solo para uso de sin gluten) para impedir la contaminación.
9. Si se elaboraran comidas conjuntamente para celíacos y no celíacos, **extremar precauciones** en higienizar e incluso esterilizar (si fuese posible) tanto los útiles de cocinado como los del comensal sensible al gluten (cubertería, cristalería, vajilla). **Se priorizará siempre la comida del celíaco y aislando las elaboraciones** para que no entre en contacto con las del resto de miembros.

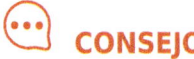

CONSEJO

Se puede y se debe hacer la misma comida para todos, para no discriminar a la persona afectada, siempre y cuando se salve al alérgeno por otro alimento seguro de sustitución. De ese modo no se sentirá enfermo, sino integrado con total normalidad y será más placentero para todos los miembros que participen de una comida compartida.

Los profesionales de la restauración, además del etiquetado de los ingredientes, se sirven de las fichas técnicas que se realizan para las elaboraciones de sus platos. En ellas se pueden apreciar igualmente todos los ingredientes que intervienen en las elaboraciones, como para detectar y poder sustituir con facilidad ese fruto seco, la lactosa, la fructosa, el gluten o cualquier componente que el comensal sensible deba evitar.

Comprobemos cómo sería un posible formato de esa ficha técnica usada por los profesionales de la restauración:

FICHA TÉCNICA

Humus *(1kg)*

- 2 cucharadas Tahini.
- Zumo de un limón.
- 10 cucharadas aceite de oliva.
- 2 dientes de ajo (pequeño).
- 2-3 cucharillas de sal.
- 2 cucharillas comino molido.
- 4 tazas de garbanzos cocido.
- 8-16 cucharadas de agua

- Para decorar: pimentón y aceite.

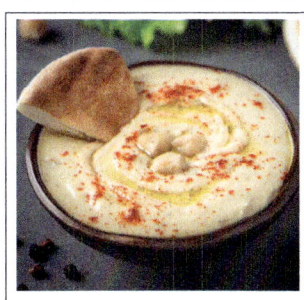

Elaboración:
- Tostar el sésamo.
- Mezclar todos los ingredientes y triturar hasta textura paté.
- Se echa la cantidad necesaria de agua hasta conseguir una textura de puré-crema deseada.

Puntos críticos y observaciones:
- Con una lengua de cocina, escudillar el puré de humus sobre un cuenco o bol de tamaño individual para un comensal. Terminar decorando con pimentón ahumado dulce y un chorro de aceite de oliva virgen extra.

Alérgenos según el Reglamento 1169/2011, de 25 octubre 2011:
- Apio y derivados.
- Semillas de sésamo.
- Puede contener trazas de frutos secos presentes en la especia comino.
- Puede contener trazas de gluten presentes en el pimentón si no es puro o si está adulterado o mezclado con cereales.

Fecha de consumo preferente
Si es una elaboración casera o viene envasado, una vez abierto el envase, consumir en 4-5 días máximo.

Condiciones de almacenamiento
Mantener en cámara frigorífica entre 2-8 °C.

Condiciones de transporte
El producto se distribuirá en vehículo refrigerado a 2-8 °C.

Modo de empleo
Retirar el formato y emplatar al gusto.

Número de registro sanitario
26.015995 CO

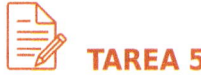

TAREA 5

Elena, es una persona que ha estudiado Biología y le ha surgido la oportunidad de incorporarse a un laboratorio alimentario. En ese negocio se dedican a la realización de controles sanitarios sobre los alimentos y elaboraciones que les envían las empresas del sector de la restauración. Pero Elena tiene un problema, y es que no sabe cómo funciona una ficha técnica, además de que le gustaría conocer las prácticas previas a la realización de platos culinarios, para de ese modo comenzar con menos dudas su nuevo puesto de trabajo.

Deberás ayudar a Elena a redactar una ficha técnica sobre alguna de estas recetas (ensaladilla rusa, paella o *brownie),* explicarle muy bien cómo detectar los alérgenos presentes y cómo o dónde se anotarían. Por último, deberías aclararle cuáles son y cómo se desarrollan las buenas prácticas previas a la elaboración de cualquier plato para personas alérgicas a alimentos, gluten o látex.

---

9. Resumen

Muy simplificadamente, y dentro de las buenas prácticas para la elaboración de platos aptos para personas alérgicas a alimentos, al látex y al gluten, debería incluirse la formación o información, así como un correcto tratamiento en el almacenaje, en la manipulación y en la elaboración y servicio de alimentos. También es importante contar con una trazabilidad de los productos por parte de nuestros proveedores, y que dichas prácticas se plasmen en un documento dentro de las APPCC: un plan de control de alérgenos donde se registren cuáles son los puntos críticos de la posible entrada o contacto con alérgenos, para con ello establecer un plan de actuación o control rutinario que lo evite.

Pero conozcamos todos los parámetros relacionados con la elaboración de las ofertas gastronómicas y dietas para alergias alimentarias e intolerancias, como son los nutrientes dentro de los aspectos básicos de nutrición. Estas sustancias se distribuyen en cuatro grandes grupos:

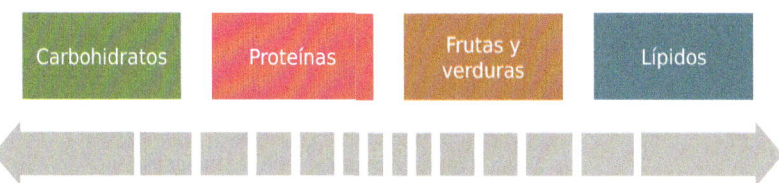

En esos aspectos básicos de la nutrición participan de manera profesional y muy activa los restauradores, personal dedicado al servicio alimentario que presta al consumidor final. En su labor, manipulan tanto ingredientes naturales y frescos o materia prima como productos elaborados, en cuya composición intervienen muchas sustancias conjuntamente, entre las que pueden existir alérgenos.

La representación gráfica de los grupos alimentarios que se deben consumir para llevar una dieta sana, según SEDCA o SENC, se ven recogidos en la **rueda de los alimentos** y en la **pirámide de la alimentación,** dos iniciativas, una nacional y otra internacional, con las que educar sobre alimentación.

Los alimentos cumplen distintas misiones dentro del organismo. Para conocer qué funciones cumplen esos alimentos dentro del cuerpo humano, accedamos a la siguiente gráfica:

1. Alimentos energéticos I

- Composición predominante de glúcidos o hidratos de carbono y fibra si los cereales son integrales, con cáscara externa: productos derivados de los cereales, patatas, azúcar, etc.

2. Alimentos energéticos II

- Composición predominante en lípidos: grasas, aceites, mantequilla.

3. Alimentos plásticos

- Composición predominante en proteínas: productos de origen lácteo.

Continúa en página siguiente >>

<< Viene de página anterior

4. Plásticos

- Composición predominante en proteínas y vitaminas del grupo B principalmente: cárnicos, huevos y pescados, legumbres y frutos secos. Con la presencia ahora de los frutos secos, tenemos grasas o lípidos, por lo que también se considerarían alimentos energéticos.

5. Alimentos reguladores I

- Composición predominante en vitaminas, minerales y glúcidos, hortalizas y verduras.

6. Alimentos reguladores II

- Composición predominante en vitaminas, minerales y glúcidos, frutas.

Pero **los alimentos tienen que ser sometidos a una gestión que determine y asegure la calidad,** y deben seguir unos controles y pautas que confieran seguridad alimentaria como garantía de salud, tanto para las personas sanas como para la población alérgica o intolerante.

Hemos visto los beneficios de la correcta práctica de una gestión de calidad, pero recordemos también los **aspectos básicos de la seguridad alimentaria:**

> Que el alimento en origen esté en perfecto estado.

> Que el alimento durante la distribución no pierda contenido ni calidad nutricional o pierda la mínima posible.

> Que el alimento puesto al servicio del consumidor siga manteniendo la frescura.

Dentro de la alimentación genérica, aparece un grupo en particular que supone uno de los mayores retos para los restauradores. Se trata de los **cereales,** y más concretamente del **gluten, presente en gran parte de ellos.** Esto obliga a tener que formular dietas sin esa proteína para personas con intolerancias o celiaquías. Pero **FACE, junto a celiacos.org, aporta una serie**

de consejos muy útiles que tienen que ser conocidos y atendidos **para no causar contaminaciones.**

A todo lo anteriormente declarado, se le añade que existen unos **procesos para confeccionar el diseño de las ofertas gastronómicas o dietas para alérgicos e intolerantes;** lo que atañe a determinadas figuras dentro de la cadena de la gestión alimentaria y que se puede resumir en:

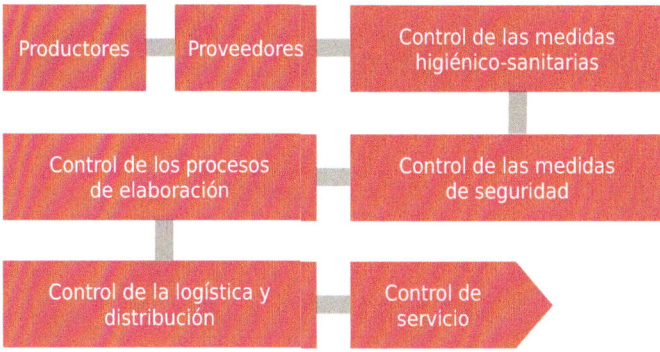

Ejercicios de autoevaluación
Unidad de Aprendizaje 3

1. ¿Por qué se les denomina *restauradores* a los miembros de un sector de la hostelería dedicado a la alimentación?

   a. Por la necesidad de profesionales con capacidad de crear dietas.
   b. Porque es una demanda del mercado actual que debe cubrirse.
   c. Porque los cocineros no pueden atender la gastronomía de alérgicos e intolerantes.
   d. Todas las opciones son correctas.

2. En los aspectos básicos de nutrición, se recomienda que los alimentos...

   a. ... se cocinen para evitar indigestión por contagios.
   b. ... contengan todos los nutrientes imprescindibles para la salud.
   c. ... sean lo más naturales posible.
   d. ... estén bien envasados para retrasar la oxidación y deterioro nutricional.

3. Determina si la siguiente oración es verdadera o falsa: "La rueda de los alimentos, al inicio, se usó exclusivamente en laboratorios para analizar los distintos grupos alimentarios que existían y así poder determinar todos los nutrientes que se conocen a fecha de hoy".

   ■ Verdadero
   ■ Falso

4. Según la pirámide de alimentos, ¿qué nivel (primero, segundo, tercero...) ocupa el grupo de las verduras y hortalizas dentro de las recomendaciones diarias de consumo?

   a. Ocupan el primer nivel, al ser los alimentos más saludables.
   b. Forman parte del tercer grupo de alimentos que más debería consumirse.

    c. El segundo nivel, después de los hidratos de carbono.

    d. Constituyen el primer nivel junto con los carbohidratos.

5. La calidad y seguridad alimentaria surgieron a causa de:

    a. Crisis alimentarias, epidemias, desnutrición de la población, mercado sin fronteras...

    b. Del uso desmedido de productos fitosanitarios que contaminaban la alimentación.

    c. La aparición de enfermedades relacionadas con la alimentación deficitaria.

    d. Las opciones a y c son correctas.

6. Determina si la siguiente oración es verdadera o falsa: "Conseguimos ver el gluten lavando el almidón presente en las harinas de trigo, cebada, centeno y avena, principalmente".

- Verdadero
- Falso

7. En relación a la "sensibilidad al gluten no celíaca":

    a. Se sabe con certeza que el causante del rechazo es el gluten.

    b. Presenta un cuadro patológico asemejado al celíaco.

    c. Se denomina "síndrome de la intolerancia al gluten".

    d. Todas las opciones son correctas.

8. Indica la opción incorrecta: En las personas con problemas al gluten...

    a. ... no se recomienda la fritura para este colectivo.

    b. ... es aconsejable rechazar lo artesano o a granel.

    c. ... los especialistas desaconsejan el gluten, también en aquellas personas no celíacas o intolerantes.

    d. ... el paciente empeora cuando ingiere esta proteína.

9. Para el diseño de ofertas gastronómicas o dietas relacionadas con alergias o intolerancias, todo se inicia en:

    a. El control de los alérgenos presentes.

    b. Los productores y proveedores.

    c. La unidad alergológica, seguida del dietista.

    d. Todas las opciones son correctas.

10. Enumera adecuadamente el orden que debe seguir el diseño de ofertas gastronómicas o dietas para alérgicos e intolerantes:

    a. Control de medidas higiénico-sanitarias.

    b. Controles de logística, distribución, servicio.

    c. Control de los procesos de elaboración, manipulación...

    d. Productores, proveedores.

Comunicación con el cliente y gestión de alérgenos en establecimientos de restauración

Contenido

Objetivos

El objetivo general de esta Unidad de Aprendizaje es:

→ Aprender todo lo relacionado con la información sobre los alérgenos presentes en la alimentación y la forma de comunicarla a los clientes o consumidores finales.

Los objetivos específicos de esta Unidad de Aprendizaje son:

→ Identificar la reglamentación sobre la información para el consumidor en negocios de alimentación.

→ Saber documentarse sobre las normativas y requisitos legales para la venta de alimentación en términos de información al consumidor final.

→ Conocer los principales reglamentos alimentarios, como los 14 alérgenos de los que, por ley, se debe informar.

→ Distinguir las medidas que el operador alimentario deberá adoptar en cuanto a etiquetado, contenido de la información que deberá facilitar, etc.

1. Introducción

Los problemas derivados de alérgenos alimentarios son un verdadero desafío para los negocios de restauración. Por ello se ven obligados legal y moralmente a desarrollar un plan de control de alérgenos que, junto a la formación de su personal, son las principales medidas antirreacciones alimentarias en los consumidores, lo que ofrece un beneficio indiscutible para los clientes debido a la seguridad que se ofrece a la hora de poder elegir y consumir; también a los empresarios, que limitan su responsabilidad al cumplir con las normativas alimentarias actuales.

Desde que el 13 de diciembre de 2014 entró en vigor la Ley sobre información alimentaria (Alérgenos), todo establecimiento u operador alimentario se ve obligado a informar sobre los alérgenos presentes en los productos alimentarios usando un sistema que permita su fácil identificación.

Pero para poder informar sobre esas sustancias que producen reacciones alérgicas, las personas que operan con alimentos de cara al consumidor final, primero han de documentarse, acceder al conocimiento donde se exponen los principales causantes y su portador (el alimento donde se encuentra el o los alérgenos). Y segundo, deben realizar una gestión interna (gestión de alérgenos) para adoptar las medidas que les permitan difundir esa información de manera nítida, concisa y sencilla de interpretar por parte de los usuarios que adquieran sus productos siempre bajo el cumplimiento de la ley.

Pero la normativa no contempla la forma de cómo se ha de informar al consumidor sobre los alérgenos, por lo que este parámetro es libre y corre por cuenta del operario dedicado a la comercialización de alimentos, con la única exigencia de que la información que se exponga sea clara, efectiva y de fácil acceso.

Los operarios alimentarios, por su parte, suelen recurrir a un sistema de *marketing* suficientemente testado a lo largo de décadas y que está basado en la oferta culinaria a través de cartas, menús, folletos, cartelería...; más contemporáneo es la utilización de iconos usados como medio de difusión de las sustancias o alérgenos presentes en los alimentos que comercializan.

Como ya vimos en unidades anteriores y no dejamos de repetir, será principalmente y de carácter obligado informar sobre los 14 grupos de alérgenos establecidos por ley.

Para procurar una alta protección, tal y como establece esa ley alimentaria, se tiene que definir el nombre específico del alérgeno (centollo en lugar de cangrejo, calamar en lugar de molusco, etc.).

Si la comunicación entre el operador alimentario y el cliente es fluida y ofrece un buen asesoramiento sobre los alimentos (tanto información verbal como escrita y gráfica), la salud estará garantizada en un porcentaje elevado, lo que evitará incurrir en faltas sancionables y en descontentos de los consumidores sensibles que se verán atendidos correctamente y ganarán seguridad de cara a comprar e ingerir productos alimentarios en los distintos establecimientos a los que recurren.

Cuando el restaurador dio previamente todos los pasos relativos a seguridad alimentaria y los plasmó de manera documentada (carta, etiquetado, *flash...*) pudiendo el cliente conocer todos los aspectos relativos o concernientes a su salud al instante, se produjo una fidelización, una relación comercial operador-consumidor final que beneficia a ambos y que permite al cliente la toma segura de decisiones de manera rápida.

Vamos a solicitar al Departamento Educativo de HEALING CENTER que sea el encargado de asesorarnos sobre la correcta gestión de los alérgenos para todos los profesionales que comercializan productos alimentarios y estén sujetos a la Ley sobre Información Alimentaria.

2. Aplicación de principales novedades de la reglamentación vigente

☞ HILO CONDUCTOR

En el Departamento Educativo de HEALING CENTER, asesoran a los operadores alimentarios sobre la reglamentación que deben cumplir. También aconsejan sobre la manera más idónea de gestionar los alérgenos por mediación de cursos concertados por la Consejería de Sanidad para los empresarios, así como de cursos de manipulación alimentaria donde se imparte esta temática con la finalidad de que el operador alimentario esté lo suficientemente informado sobre las normativas vigentes.

Aunque hemos expuesto a lo largo del manual distintas normativas relativas al tipo de información y divulgación, la obligatoriedad de incluir el país de origen en el etiquetado, el tamaño del texto y otros requisitos que debe cumplir el etiquetado, como la información nutricional, la claridad, que se encuentre a la vista, etc., también aparecen algunas **indicaciones o pequeños cambios** que van modificando esa información que se debe facilitar.

Las novedades de la reglamentación alimentaria están en constante evolución, actualizándose para cubrir el mayor número de parámetros posibles que permitan aumentar la seguridad alimentaria. Debido a esto, van surgiendo nuevas pautas o regulaciones que deben conocerse por parte del operador alimentario. Y aunque se citarán algunas a continuación, es tan amplio el listado, que derivaremos a la Agencia Española de Seguridad Alimentaria y Nutrición para que el interesado pueda acceder a toda la gama completa de actualizaciones referentes a alimentación actual.

Entre tanto, tratemos algunas **novedades** de la reglamentación vigente:

1. Se hace preceptivo que el consumidor pueda acceder a la información de todos los ingredientes en todos los alimentos, envasados o no, hasta los vendidos a granel; incluyendo cualquier punto de venta o servicio alimentario (restauración, comedores escolares, hospitales...).

2. Además de que el etiquetado haya de ser legible, accesible y contar con esa serie de características ya citadas con anterioridad, ahora se expresa que no pueden suponer ningún coste adicional para el cliente o consumidor final.

3. Que en bufets, *caterings* o autoservicios la información alergénica deba exponerse cercana al producto que se ofrece de una manera visible y con una información clara que no suponga ningún obstáculo para el consumidor a la hora de interpretarla.

4. La información que se quiera difundir oralmente debe estar a su vez recogida en algún registro físico o electrónico que deje constancia de que se está impartiendo esa información y que se cumple igualmente con los requisitos legales.

Continúa en página siguiente >>

<< Viene de página anterior

5. La legislación también establece que la información que se facilite sea en castellano. No obstante, se permite que las comunidades autónomas lo hagan en su lengua oficial siempre y cuando no contengan alérgenos los productos a la venta. En caso de tenerlos (alérgenos), entonces se debe inexorablemente informar en lengua castellana por ley.

6. A su vez, se establecen serias sanciones económicas por incumplimiento de la normativa de seguridad alimentaria que van desde 5.000 a 600.000 €, dependiendo de la gravedad. A lo que se añade la posibilidad del cierre del local por un periodo de hasta 5 años, competencia que recae sobre las autoridades públicas.
En esta nueva normativa, también se redacta la **información nutricional no obligatoria.**

Otros datos añadidos a la información de los productos no transformados que cuenten con un **solo ingrediente** o pertenezcan a una **sola categoría alimentaria** es que no tengan que ofrecer la información nutricional en la etiqueta. Veamos qué productos son esos:

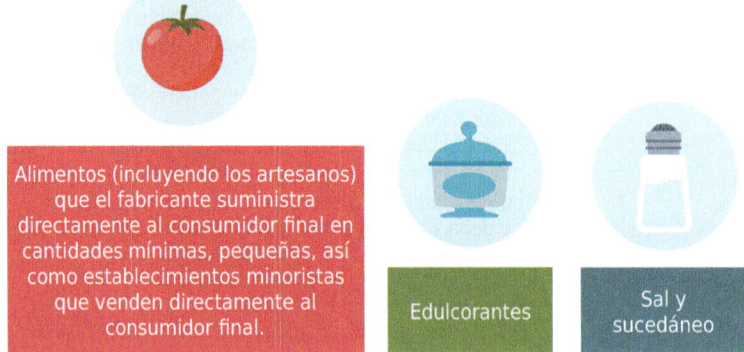

Alimentos (incluyendo los artesanos) que el fabricante suministra directamente al consumidor final en cantidades mínimas, pequeñas, así como establecimientos minoristas que venden directamente al consumidor final.

Edulcorantes

Sal y sucedáneo

Continúa en página siguiente >>

<< *Viene de página anterior*

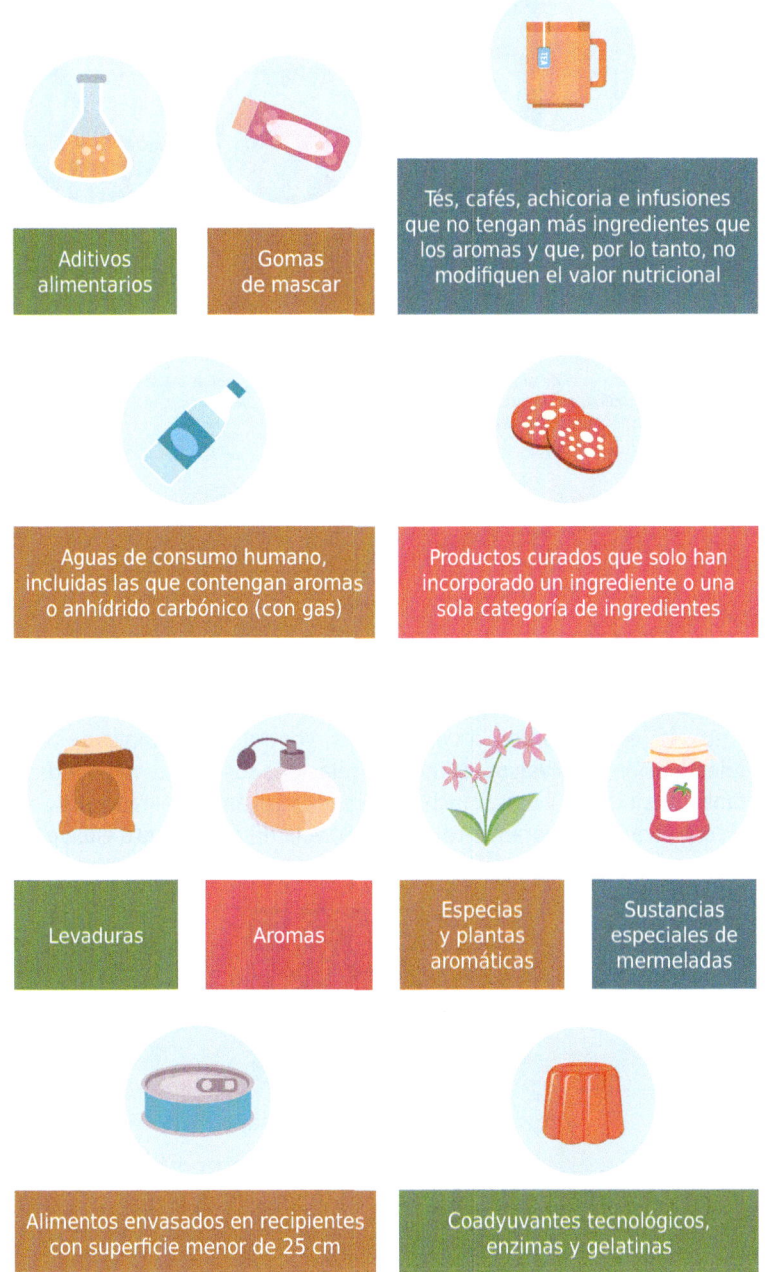

Aditivos alimentarios

Gomas de mascar

Tés, cafés, achicoria e infusiones que no tengan más ingredientes que los aromas y que, por lo tanto, no modifiquen el valor nutricional

Aguas de consumo humano, incluidas las que contengan aromas o anhídrido carbónico (con gas)

Productos curados que solo han incorporado un ingrediente o una sola categoría de ingredientes

Levaduras

Aromas

Especias y plantas aromáticas

Sustancias especiales de mermeladas

Alimentos envasados en recipientes con superficie menor de 25 cm

Coadyuvantes tecnológicos, enzimas y gelatinas

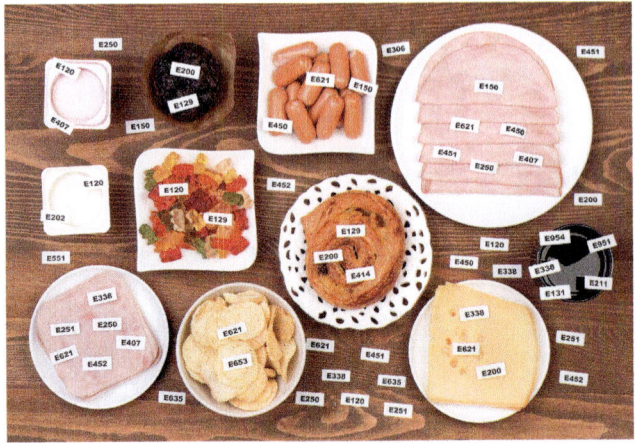

Referencia de algunos de los aditivos existentes que, por sí solos, no tienen que ir indicados pero que, si forman parte de cualquier elaboración, sí tendrán que especificarse claramente en el etiquetado.

 PARA SABER MÁS

Veamos en AESAN los reglamentos o normativas legales relativas a aspectos relacionados con la alimentación como límites máximos de basuras, controles más exhaustivos sobre determinadas sustancias presentes en los alimentos y su uso, estabilizantes, aromatizantes, control de las zonas de producción y reinstalación de bivalvos, alimentos relacionados con la salud y desarrollo infantil, plaguicidas y más, muchísimo más en un amplio listado que se comparte a continuación íntegramente. Para ello, accede al siguiente enlace:

https://redirectoronline.com/sanp038po0401

3. Conocimiento acerca de los requisitos para la restauración

☞ HILO CONDUCTOR

En HEALING CENTER insisten en que no solo el consumidor final debe estar al tanto de la información alimentaria, los alérgenos y los peligros derivados de ello. También compete aún en mayor proporción a los negocios de restauración manejar esa información alimentaria, los alérgenos presentes en los alimentos, aplicar o respetar todas las medidas legales que recaen sobre esa circulación alimentaria y cómo se les ha de ofrecer de manera preceptiva a los clientes, para no incurrir en sanciones administrativas ni causar insalubridad alimentaria por su incumplimiento, desatención o desconocimiento.

Puesto que la finalidad de la restauración es ofrecer un servicio social destinado a cubrir las necesidades alimentarias y nutricionales de la población. Se hace imprescindible que tal servicio sea regulado mediante una serie de requisitos legales y, por lo tanto, de **obligado cumplimiento,** para ofrecer una seguridad alimentaria que, de otro modo, podría obviarse y ser causante de grandes brotes de contaminación alimentaria y de una significativa merma de la salud de los consumidores.

En función del tipo de servicio que ofrezca cada negocio de restauración, se les exigirá una serie de requisitos más o menos amplia, pues no será lo mismo un minorista que un mayorista; ni uno que transforme o manufacture la materia prima a aquel que gestiona alimentos frescos o formados por un solo ingrediente y sin transformación previa. No obstante, existe esa normativa específica ya citada y que sí deberá cumplir todo operador alimentario.

En cuanto a los **requisitos para la restauración,** también se contemplan aquellos que, sin ser de obligado cumplimiento, se sugieren sean atendidos por el bien final relacionado con la alimentación.

Algunos de estos requisitos no preceptivos para la restauración pero sí **recomendables** podrían ser:

○ **Establecer un programa de compras, mediante el que se le exija al productor o proveedor que ofrezca una declaración de los alérgenos que contienen sus productos:** misión fácil, puesto que los proveedores quedan igualmente obligados bajo la ley de alérgenos.

⊃ **Que durante la manipulación y almacenaje se haga una segregación, separando los productos con alérgenos de los que no los tienen:** durante la manipulación los productos con alérgenos serán los últimos en ser tocados, de ese modo no contaminamos (contaminación cruzada) aquellos alimentos que no tienen la presencia de estas sustancias nocivas para sus intolerantes. También se deben segregar las zonas o áreas de manipulación para las que no hay transmisión de unos a otros productos con y sin alérgenos, o realizar tantos ejercicios de higiene profunda como sean necesarios para impedir esa migración (barreras físicas) de sustancias entre los distintos alimentos.

⊃ **Que el jefe de cocina lea detenidamente todo el etiquetado, elabore las fichas técnicas de sus elaboraciones resaltando en ellas los alérgenos, para que el resto de la brigada de cocina parta con ese conocimiento o información previos:** para el almacenaje, los productos con alérgenos tienen que colocarse en los estantes más inferiores para que no se puedan desprender partículas ni fluidos de estos sobre los alimentos exentos de alérgenos.

⊃ **Que el vendedor o responsable alimentario establezca un sistema de autocontrol o plan para evitar la contaminación cruzada que compartirá con el personal a su cargo:** en este plan se tiene en cuenta la higiene personal con agua caliente y solución jabonosa, establecer dos zonas de trabajo como barrera de seguridad alimentaria, la higiene de útiles, el cambio de ropa, centralizar o minimizar el desplazamiento del personal por las instalaciones o controlar el aceite de freír separando aquel donde se emplean alérgenos como gluten.

En definitiva, interiorizar la necesidad de exclusividad de zonas de trabajo, ropa, cubiertos, freidoras o aceite para alérgenos y no alérgenos, y que estén bien señaladas. Se incluyen los alimentos que salgan de un establecimiento o los platos que salgan de una cocina, donde deberá ir bien señalado su contenido o no en alérgenos.

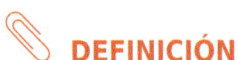

DEFINICIÓN

Higiene profunda
Útiles de limpieza exclusivos.

3.1. ¿Quién está obligado por la Ley de Información Alimentaria?

Pues según esa legislación (por obligación legal doble: **sanidad** y **consumo**)**,** todos los negocios alimentarios, envasen o no sus productos, incluyendo a los que trabajan "a granel", tienen que informar sobre cualquier producto que contenga algunos de los 14 alérgenos que se deben exponer por ley.

Por consumo	- Porque se puede ocasionar un accidente por intoxicación, intolerancia o alergia y tendría consecuencias legales bajo fuertes sanciones administrativas.
Por sanidad	- Porque supone un serio riesgo para la salud e incluso para la propia vida si un cliente entrase en *shock* anafiláctico.

Veamos la relación de comercios que quedan obligados al cumplimiento informativo expuesto:

- ➲ Comercio minorista: panaderías, pastelerías, etc.
- ➲ Supermercados, tiendas de alimentación.
- ➲ Suministros a escuelas, hospitales, geriátricos, restaurantes, servicios de *catering.*
- ➲ Hoteles, restaurantes, bares, cafeterías y similares.
- ➲ Comedores colectivos, guarderías.

 IMPORTANTE

Queda obligado todo establecimiento alimentario con independencia de si ofrece productos envasados o sin envasar.

- -

 SABÍAS QUE...

Hasta las máquinas expendedoras de productos alimentarios están obligadas al etiquetado de sus productos y a informar sobre los posibles alérgenos que

Continúa en página siguiente >>

<< Viene de página anterior

estos contuvieran. A ello se suma que todos los platos de alimentos que se vendan para su consumo y presenten alérgenos deberán ir acompañados de la correspondiente información alimentaria sobre la presencia de estas sustancias.

El sistema APPCC contempla la gestión de alérgenos alimentarios, el gluten y sustancias que provocan intolerancia, donde, si se realiza un correcto análisis de los riesgos por contacto o contagio con los alérgenos presentes en los alimentos con los que trabaja cada establecimiento, se podrán adoptar medidas de actuación y control más eficaces con las que tener cubierta la peligrosidad alergológica para poder operar con tranquilidad y seguridad.

Sintetizando, se pueden atender los requisitos de una manera tan simple como es la **adquisición de una fuerte responsabilidad** basada en cinco puntos fundamentales:

1. Conocer al menos los 14 alérgenos que obliga la ley europea. Aunque lo ideal sea tener una lista más amplia de los ingredientes con los que solemos trabajar y sus alergénicos, para de ese modo cubrir en mayor grado la seguridad alimentaria y de satisfacción del cliente por ese plus informativo.
2. Conocer y contemplar la contaminación cruzada para saber evitarla a toda costa.
3. Preguntar siempre al cliente si padece alguna intolerancia o alergia conocida.
4. Reconocer qué síntomas básicos son los que aparecen tras la contracción de una reacción alérgica o intolerancia.
5. Disponer de un plan o protocolo de actuación ante la aparición de cualquier reacción alérgica o intolerancia. Entre otras sugerencias, que se tenga accesible la dirección y teléfonos de unidades médico-sanitarias más próximas al establecimiento o punto de venta, para la prestación de asistencia sanitaria.

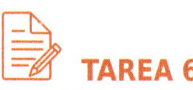 **TAREA 6**

Juan Manuel es una persona interesada en montar un negocio *take away* o de comida a domicilio. En él elaborará gran cantidad de platos, que después servirá o venderá a los consumidores finales.

Continúa en página siguiente >>

<< Viene de página anterior

Ayuda a Juan Manuel a definir cuáles serán los principales reglamentos o normativas relativas a la información alimentaria para su establecimiento. ¿Qué contenido recogen estas normativas? ¿En qué le afectan? ¿A qué le obligan?

---

4. Identificación de formas de disponer y mantener actualizada la información del etiquetado de los productos e ingredientes que suministran los proveedores

☞ HILO CONDUCTOR

En HEALING CENTER, realizan monográficos para informar o mantener actualizados a sus clientes, entre los que colaboran laboratorios alimentarios con la finalidad de explicar puntualmente todos los detalles relativos al etiquetado de los alimentos y no solo los ingredientes, que será la parte más fácil de interpretar. Del etiquetado desglosan e informan sobre el código de barras y el significado de los dígitos numéricos que este posee, los lotes, fecha de caducidad y fecha de consumo preferente, etc.

El libre mercado a veces se presenta como un hándicap o serio conflicto por parte de los empresarios de un sector para según qué cosas, de entre las que se encuentra el **etiquetado alimentario no estandarizado,** ¡que puede contener y, de hecho, contiene a veces! información estéril y omisión de aquella información relevante en términos de salud. Y es que no todas las normativas internacionales apuntan en una misma dirección o han llegado a un consenso.

Pero si nos centramos en la información europea y más concretamente en la española, entonces queda despejada toda duda sobre el etiquetado o la información que deberá compartirse con los consumidores finales bajo las normas, leyes y decretos que sí han establecido estándares que facilitan la toma de decisiones y de entendimiento.

Como los proveedores están obligados a abastecer todos sus productos alimenticios puestos a la venta con el etiquetado correspondiente, y como estarán regidos por los mismos principios legales que el resto de los operadores alimentarios, bastará con crearnos un **registro del etiquetado de compras** y otro para los **productos que se venden** donde recabar toda la información relativa al etiquetado, para disponer y mantener actualizada la información concerniente al etiquetado y las sustancias alimentarias que se comercializan.

Otra posible forma digital para realizar el registro de control sobre el etiquetado de compras es llegar a acuerdos con nuestros proveedores. Se trata de que el proveedor introduzca mediante un programa de ordenador la información que precisemos y que esta pueda ser rescatada de forma inmediata por un lector de códigos de barras, extrayendo de ese modo toda la información nutricional o ingredientes relativos a los productos adquiridos, para ser volcados y registrados en un programa informático o *software* específico.

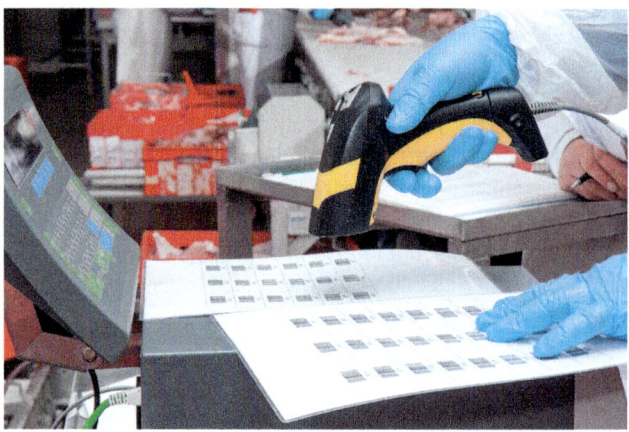

Ejemplo de software para registro de control del etiquetado

4.1. ¿Cómo podría ser este registro de control del etiquetado de compras a proveedores?

La ley alimentaria sobre alérgenos no obliga a mantener un registro de la información relativa al etiquetado sobre los productos provenientes de los proveedores que adquirimos. Pero, como operador alimentario, puede resultar interesante realizar un informe donde se controlen todas las sustancias alimentarias alergénicas con las que trabajamos para que, a modo de plan de trazabilidad, no se escape ningún detalle relativo a los alérgenos que podría perjudicarnos seriamente a nosotros y también y al consumidor final.

Y se citan sustancias alimentarias alergénicas porque es innecesario anotar cualquier ingrediente desgranando toda elaboración recibida de parte del proveedor. Pues será suficiente con detectar las sustancias conflictivas que serán las que puedan ocasionar problemas.

Una simple hoja o folio puede servir para este fin. Basta con un lápiz y papel en blanco para recabar toda la información necesaria, o el uso de una plantilla o ficha que se rellene a mano para llevar un control más que exhaustivo, aunque algo más lento, a la hora de recopilar mucha información.

Veamos qué otro método de control puede llevarse a cabo a través de una simple **hoja de cálculo,** sistema más que suficiente y eficaz para poder anotar tantos datos como deseemos controlar y que después puedan imprimirse y guardarse por orden cronológico en una carpeta física para sus posteriores consultas. O simplemente rellenar con el contenido del etiquetado de los productos que adquirimos de proveedores, y una vez efectuado ese trámite, guardar y archivar en una carpeta que podría llamarse también "Control del etiquetado de COMPRAS".

Aunque primeramente se hiciera un registro por escrito, hoy en día es común digitalizar toda la documentación e información como método de ahorro de material, de espacio y por la agilidad a la hora de la recuperación de la información requerida.

De esa sencilla manera es fácil contar con un **registro** a disposición el tiempo que deseemos, de fácil y rápida consulta para cualquier cuestión alimentaria que pudiese surgir. Pero quizá lo mejor sea ver gráficamente cómo podría quedar un ejemplo en esa hoja de cálculo:

Registro del etiquetado de COMPRAS (diario, semanal, mensual...)					
				Semana: del 1 al 7 de julio 20XX	
Proveedor 1	**Proveedor 2**	**Proveedor 3**	**Proveedor 4**	**Proveedor 5**	**Proveedor 6**
Artículos	Artículos				
Producto 1	Producto 1				
Producto 2					

Continúa en página siguiente >>

<< Viene de página anterior

Registro del etiquetado de COMPRAS (diario, semanal, mensual...)					
				Semana: del 1 al 7 de julio 20XX	
Proveedor 1	**Proveedor 2**	**Proveedor 3**	**Proveedor 4**	**Proveedor 5**	**Proveedor 6**
Fecha adquisición	Fecha adquisición				
25/03/XX	27/03/XX				
Alérgenos	Alérgenos				
Trazas de soja	Sulfitos				
Trazas de gluten	Altramuces				
Cacahuetes					
Lactosa					

En esta plantilla tan escueta o simple se pueden añadir tantos datos como se consideren. Además, por la cronología anotada, podemos recurrir a los pedidos o albaranes con esa misma fecha para comprobar qué productos se nos abastecieron y ver cómo, efectivamente, contenían los alérgenos especificados.

Ahora bien, alguna de las finalidades inmediatas que puede tener este registro sería la rápida localización de las sustancias conflictivas. De modo que si lo que pretendemos es elaborar una oferta gastronómica libre de alérgenos, entonces lo ideal sería que, captados los alérgenos recibidos de parte de los proveedores y anotados en nuestro registro, los usáramos para elaboraciones que sabemos los contendrán y, por lo tanto, habremos de especificarlo clara y visiblemente de cara al cliente final. También podemos devolver la mercancía por otra apta que no contenga esas sustancias que no queremos incluir en nuestra oferta comercial.

Otra cuestión a la hora de disponer y mantener actualizada la información del etiquetado y los productos e ingredientes que suministran los proveedores consiste en **estar bien asesorados o informados** sobre las regulaciones vigentes y nuevas normativas alimentarias que puedan ir surgiendo y que cambiarán parámetros de control, de exigencia, pautas que debemos conocer en todo momento para el correcto cumplimiento de la ley alimentaria.

 PARA SABER MÁS

Accede al siguiente enlace donde el profesor titular de Derecho Administrativo de la Universidad Carlos III de Madrid, José Vida Fernández realiza un análisis de las obligaciones sobre la identificación de las empresas responsables en el etiquetado de los productos alimenticios que se comercializan en la Unión Europea.

https://redirectoronline.com/sanp038po0402

5. Identificación de sustancias o productos que causan alergias o intolerancias

 HILO CONDUCTOR

En HEALING CENTER colaboran con las consejerías de salud de las comunidades autónomas y con el Ministerio de Sanidad compartiendo datos y estadísticas de sus diagnósticos y tratamientos sobre las sustancias o productos que ocasionan alergias e intolerancias, con el fin de establecer una colaboración entre la empresa pública y la privada con el objeto de beneficiar la sanidad de todos. De esa colaboración, se establecen registros, se desarrollan estadísticas, surgen acuerdos mediante los cuales se comunican los avances científicos, las novedades legales y datos de interés comunes a ambas instituciones.

Ya sabemos que por ley se debe informar sobre las sustancias o productos que causan alergias o intolerancias. Las principales normas que recogen los requisitos de información que deben cumplir los restauradores u operadores alimentarios son:

Reglamento (UE) n.º 1169/2011 del Parlamento Europeo y del Consejo, de 25 de octubre de 2011, sobre la información alimentaria facilitada al consumidor y por el que se modifican los Reglamentos (CE) n.º 1924/2006 y (CE) n.º 1925/2006 del Parlamento Europeo y del Consejo, y por el que se derogan la Directiva 87/250/CEE de la Comisión, la Directiva 90/496/CEE del Consejo, la Directiva 1999/10/CE de la Comisión, la Directiva 2000/13/CE del Parlamento Europeo y del Consejo, las Directivas 2002/67/CE y 2008/5/CE de la Comisión, y el Reglamento (CE) n.º 608/2004 de la Comisión.

Real Decreto 126/2015, de 27 de febrero, por el que se aprueba la norma general relativa a la información alimentaria de los alimentos que se presenten sin envasar para la venta al consumidor final y a las colectividades, de los envasados en los lugares de venta a petición del comprador y de los envasados por los titulares del comercio al por menor.
- Resumidamente lo que expone es que todo operador que comercializa productos alimentarios tiene la obligación de informar a los consumidores finales sobre cualquier ingrediente o sustancia identificada por la Unión Europea como causante de la mayor parte de las alergias e intolerancias, y que recoge en el anexo II: sustancias o productos que causan alergias o intolerancias del Reglamento (UE) n.º 1169/2011.
- Afecta a restaurantes, bares, comedores colectivos, *caterings* y similares.

Pero, dado que son muchísimos los productos reactivos que ocasionan episodios alérgicos y de intolerancias, la Unión Europea obliga a **informar solo sobre los 14 alérgenos de mayor índice de contaminación en la población,** por provocar reacciones más graves o agudas que otros alérgenos.

No obstante, y puesto que es capital esta información, a continuación describiremos nuevamente los alérgenos (en términos genéricos). Pero, como ya definimos cuáles eran exactamente (en términos específicos) en unidades anteriores, enunciaremos en esta ocasión solo **dónde se pueden encontrar ocultos:**

- **Cereales con contenido de gluten:** presente en productos de bollería industrial, en pizzas y pastas italianas, cuscús, sopas, salsas, productos cárnicos, horneados, rebozados para freír, etc. En alimentos elaborados con harinas ricas en gluten.
- **Crustáceos y productos a base de crustáceos:** que podemos encontrar en pizzas, empanadas, cremas, sopas, guisos, salsas, ensaladas y otros platos preparados con base de marisco.
- **Huevos y productos a base de huevos:** pueden estar presentes en tortillas, cremas, guisos, bollería, panadería, rebozados y empanados, quiches, postres, mousses, mahonesas, etc.
- **Pescado y productos a base de pescado:** camuflados en salsas, cremas, gelatinas, guisos, pizzas, vinagretas, ensaladas, etc.
- **Cacahuetes y productos a base de cacahuetes:** presente en aceites, salsas, guisos, vinagretas, arroces, pastas, helados, tofu, productos cárnicos, productos vegetarianos y veganos.
- **Leche y sus derivados (incluida la lactosa):** naturalmente presentes en mantequilla, nata, yogures, leche en polvo, lácteos aromatizados o de sabores y también en bechameles (lasaña, croquetas...) con espesantes, postres, cremas, salsas, embutidos, helados, elaborados cárnicos, empanados...
- **Frutos de cáscara y productos derivados:** pueden aparecer como harinas de..., integrados en repostería, postres, helados, aceites aromatizados, con mermeladas, en salsas, sopas, guisos, etc.
- **Apio y productos derivados:** planta de la que se incluirá la raíz, el tallo, las hojas y semillas, que podrían compartir elaboración con carnes, salsas, sopas, especias, cremas, ensaladas, *crudités*...
- **Mostaza y productos derivados:** su uso se da en vinagretas, elaboraciones cárnicas, curris, salsas, cremas, sopas, incluso en bollería o panadería.
- **Granos de sésamo y productos a base de granos de sésamo:** muy común en panadería, picos o grisines, galletas, bollería general, pasta tahini, elaboraciones árabes como el humus o también podría ir en el *goulash* húngaro, productos cárnicos, etc.
- **Dióxido de azufre y sulfitos:** se pueden encontrar en conservantes, vinos, refrescos, cervezas y otras bebidas, en arroces, guisos, en conservas, en zumos, vegetales, productos cárnicos elaborados, encurtidos, fruta desecada, etc.
- **Altramuces y productos a base de altramuces:** se suelen hallar en panadería y bollería principalmente, aunque también en repostería aparece en alguna elaboración como cremas, dulces, helados, etc.
- **Moluscos y productos a base de moluscos:** en paellas, guisos, salsas, cremas, quiches, pizzas, empanadas, ensaladas, platos elaborados, sopas, gelatinas...

Tal y como se ha especificado, estos son los productos o sustancias que ocasionan más alergias o intolerancias y más graves según los análisis y conclusiones de la Unión Europea. Pero no hay que desestimar otros alérgenos identificados que igualmente pueden llegar a causar hasta casos de anafilaxia. Motivo más que suficiente para que, si se posee la información necesaria sobre otros alérgenos, aun sin ser obligatorio informar sobre estos, se expongan igualmente, pues de esa manera ofrecemos una información más completa que hará una gran labor social, informativa y de salud.

 SABÍAS QUE...

En la información alimentaria o etiquetado, es frecuente observar frases como "puede contener...", "contiene trazas de...", etc., información que lo que pretende es advertir sobre la posibilidad de contaminación cruzada, aun cuando a lo mejor ni se dio ni existen sustancias alergénicas presentes en el alimento. De esa manera el operador alimentario pretende cubrir su responsabilidad y descuido con respecto a los alérgenos, incluso en ausencia de estos.

- -

6. Identificación de maneras de comprobar el etiquetado durante la recepción de mercancía

👉 **HILO CONDUCTOR**

HEALING CENTER coopera con varios laboratorios gastronómicos que, a su vez, prestan servicio a los clientes de la clínica. Lo que pretenden con ello es prestar un servicio lo más integral posible a aquellos empresarios que acuden a la parte educativa que se imparte en las instalaciones de la clínica, para saber los requisitos de un negocio alimentario y la interpretación y control del etiquetado de los productos de una manera real y pragmática.

Así, cuando han concluido la parte teórica y quieren comenzar su actividad, les ayudan a darse de alta en el Registro Sanitario de Empresas y Establecimientos Alimentarios, a la par que los redirigen a esos laboratorios para los futuros controles sanitarios pertinentes que pudieran necesitar.

- -

La información alimentaria debería considerarse tan importante como lo puedan ser los nutrientes de los alimentos, pues con ella podemos reconocer qué alimentos cubren nuestras necesidades, con cuáles se evitarían nuestros problemas de salud, cuáles son aquellos aptos o los que no nos convienen, su origen, su pureza o calidad, su composición, la fecha óptima para su consumo, etc.

Esa información tan importante para el consumidor, de obligado cumplimiento para los operadores alimentarios, se plasma en unos distintivos que forman parte de una extensa exposición de etiquetas de todo tipo, formas y colores, que deben contener una información concreta recogida en las leyes, al igual que pueden recoger otros datos de libre cumplimiento por parte de los empresarios alimentarios que elijan añadir esa información extra por distintos fines, como puedan ser la salud, distinguirse de la competencia, especializarse en un sector concreto o con una finalidad meramente informativa, por aportar un mayor volumen de datos para hacerse con la empatía del cliente.

Ahora bien, como restauradores, nos vemos abocados a la adquisición de todo tipo de productos, muchos de los cuales contienen sustancias que conocemos como alérgenos, y que afectan a un considerable número de la población sensible. Dado lo cual, como empresarios de la industria alimentaria, se hace imprescindible llevar un control del género con el que trabajaremos, y comprobar a través del etiquetado presente en los productos alimentarios todos aquellos ingredientes de los que nos estamos abasteciendo para poder separar alérgenos de no alérgenos, estableciendo así determinados criterios a la hora de la elaboración de alimentos nuevos o de su venta de cara al cliente final.

Como posibles **filtros** para ayudar en la **comprobación del etiquetado** de la mercancía recibida, encontraríamos:

1.er filtro	- Lo ideal es que cada vez que, como restauradores, recibamos mercancía, revisemos el pedido que realizamos con respecto al etiquetado recibido, pues de ese modo comprobaremos si nos enviaron correctamente aquello que fue solicitado.

Continúa en página siguiente >>

<< Viene de página anterior

2.º filtro	- A continuación analizaremos los ingredientes que contienen el etiquetado de cada producto para informarnos de con qué vamos a trabajar, y cerciorarnos a la vez qué sustancias componen ese producto, si va acorde a lo que pretendíamos o si por el contrario contiene elementos que no nos interesan que formen parte de nuestra filosofía comercial.
3.ᵉʳ filtro	- A través de este filtro detectamos aquellas sustancias peligrosas para marcarlas (siendo ideal colorearlas para que resalten a simple vista de entre las demás) y establecer la mejor opción logística del género recibido (almacenamiento, tipo de reseña o distintivo que llevará de cara al cliente final, cómo debe manipularse, ser tratado, etc.). - Por último, podemos establecer ese registro del etiquetado de mercaderías para contener toda la información resumida y concentrada en una sola página y no tener que revisar constantemente el género.

El avance tecnológico invita a que lo usual hoy en día sea que los registros sobre los productos adquiridos y vendidos se realicen mediante mecanismos informáticos, por su agilidad y sus ventajas económicas.

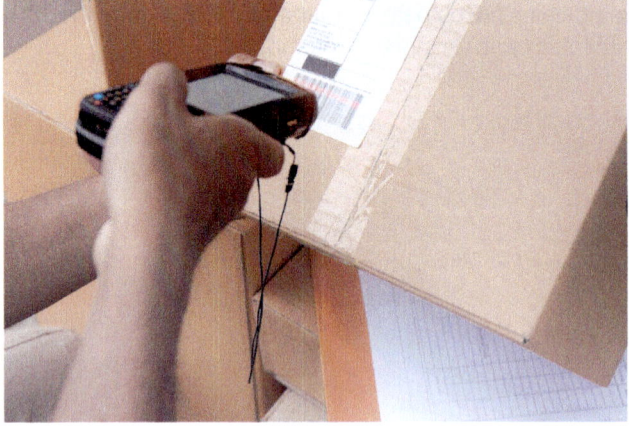

En la imagen vemos cómo con una PDA se rescata toda la información relativa a la mercancía recibida en un abrir y cerrar de ojos.

6.1. ¿Qué información obligatoria nos encontraremos en el etiquetado?

Existe una serie de datos preceptivos, junto a las formas de cómo se han de presentar estos, que no pueden faltar en la información que aparece en las etiquetas de los productos alimentarios.

Esa información busca **facilitar al consumidor final la elección de compra por motivos de seguridad alimentaria** principalmente, pero también **con fines meramente informativos** para poder conocer qué estamos adquiriendo o qué nos vamos a comer y cuál es la composición.

En productos envasados

Al principio, la información obligatoria y relativa al etiquetado recaía únicamente en los productos envasados, tal y como marcaba la normativa.

Actualmente esa obligación contraída se ha hecho extensiva a todo alimento con independencia de su formato y lugar de comercialización.

Refresquemos cuál es esa información obligada y que debe aparecer en todo alimento dispuesto para la venta al cliente o consumidor final:

- ➲ **Denominación:** con ella conoceremos en cualquier momento qué nos están ofreciendo, de qué alimento o ingrediente se trata.
- ➲ **Ingredientes:** especifica la lista de ingredientes enumerada de mayor a menor peso, que forman parte del producto final. Son los usados para elaborar un determinado alimento compuesto por una serie de sustancias alimentarias. Si el alimento lo constituyese una sola sustancia alimentaria, entonces no estaría obligado a especificarse, puesto que bastaría con la denominación.
- ➲ **Alérgenos:** se redactará toda sustancia proclive a causar una reacción alérgica o intolerancia.
- ➲ **Cantidad neta:** la cantidad final de producto resultante (en función al tipo), en litros, centilitros, gramos, kilogramos...
- ➲ **Fecha de duración/caducidad:**

  - ◑ Por **fecha de duración**, se anotará aquella durante la cual se conservan la mayor parte de los nutrientes de los alimentos. Especificada como "consumir preferentemente antes de..." seguida de la fecha dd/mm/aaaa.
  - ◑ Por **fecha de caducidad**, se anotaría aquella fecha límite en la que ya no se aconseja tomar el alimento por peligrosidad. Es una fecha establecida para productos muy perecederos (pescados, carnes, frutas...).

Aparecerá con la frase tal cual: "fecha de caducidad...", seguida de la fecha dd/mm/aaaa.

↻ Ambas fechas pueden contener solo mes y año, e incluso el año únicamente.

➲ **Conservación y utilización:** indicación de cómo se deberá refrigerar, congelar o conservar el producto cerrado y también una vez abierto, en cuyo caso suele cambiar la conservación y acortarse el tiempo para su consumo.

➲ **Empresa:** tratará la razón social o marca y su domicilio, dirección completa.

➲ **País de origen / lugar de procedencia:** no es de obligado cumplimiento para todos los productos. En otros como carnes bovinas, porcinas, caprinas o de aves de corral, sí sería preceptiva su descripción de dónde proceden según el Reglamento de Ejecución (UE) n.º 1337/2013 de la Comisión.

➲ **Modo de empleo:** cómo se debe usar, mezclar, tratar o manipular para conocer la forma más correcta de hacer con ese alimento.

➲ **Alcohol:** si el valor alcohólico es superior al 1,2 %, entonces se indicará la cifra que corresponda en % VOL.

➲ **Información nutricional:** debe contemplar el valor energético del producto alimentario, así como su contenido básico en proteínas, hidratos de carbono, grasas, grasas saturadas, azúcar y sal. Información que puede contener un aporte de datos superior al exigido.

En productos no envasados

Ahora, tal y como hemos especificado, también a los productos no envasados les afecta la Ley sobre Información Alimentaria y, por lo tanto, ya no quedan exentos de esa responsabilidad de informar al consumidor final aquellos negocios alimentarios que operen con este tipo de mercancías.

Comprobemos qué medidas afines a los productos envasados quedan reguladas directamente por ley:

➲ **Sustancias que causan alergias o intolerancias:** es obligada la divulgación de esas sustancias alergénicas.

➲ **Suministrados por colectividades sin envasar:** en los centros de restauración como hospitales, restaurantes, *caterings*, comedores sociales..., es preceptivo informar sobre los alérgenos presentes en la comida o alimentos que elaboren y vendan al consumidor final.

➲ **Envasados o sin envasar en un punto de venta solicitado por el comprador:** en este caso se tiene que informar sobre la denominación, la composición o ingredientes, grado alcohólico si superase el 1,2 % vol., etc. Y podrían ser exigibles más datos extra en otros supuestos.

- **Envasados por los titulares del comercio minorista para la venta inmediata:** deben cumplir con las mismas exigencias informativas que los productos envasados, salvo con la información nutricional (no preceptiva en este caso).
- **Envasados en bolsas:** alimentos envasados en bolsas transparentes que permiten apreciar el producto, como son frutos secos, semillas, frutas, verduras u hortalizas... Solo se obliga informar sobre la empresa, la denominación y la cantidad neta de producto.

En productos para venta a distancia

Salvo que se distribuya en el propio lugar de origen o procedencia, con los productos para la venta a distancia, al igual que ocurre con los productos no envasados, se deberá **informar antes de que se formalice la compra.** Es decir, tendrá que acompañarse el producto de su información, especialmente la relativa a los alérgenos, antes de la compra o de que se produzca la entrega a domicilio.

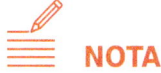

NOTA

Cuando ya poseemos el conocimiento de cómo funciona el etiquetado de los productos alimentarios que se comercializan, tenemos el control para **exigir** a productores y proveedores que **cumplan con los requerimientos informativos necesarios** para poder comprobar el etiquetado de la mercancía correctamente sin omitir datos importantes que tengan que ser transferidos para la realización de un correcto seguimiento y control.

APLICACIÓN PRÁCTICA

A Francisco por fin le ha llegado la licencia de apertura de su supermercado, de modo que se encuentra inmerso aprovisionando el establecimiento para pronto realizar la inauguración. El local está próximo a un centro sanitario y, antes de abrir, ya le preguntaron varias ocasiones

Continúa en página siguiente >>

<< Viene de página anterior

si vendería productos sin gluten, sin lactosa, etc. Ante ello, y puesto que quiere que su responsabilidad quede cubierta, intenta recordar cuál era la información sobre alérgenos que había estudiado, para lo que su socio le plantea cuál es la realmente obligatoria según la Ley sobre Alimentación y Alérgenos.

Solución

En las novedades reglamentarias se recoge que ahora la información se hace extensiva a todos los alimentos y sus emplazamientos de venta, sea cual sea. De ese modo cualquier operador alimentario queda obligado a informar especialmente sobre los alérgenos presentes en los alimentos u oferta gastronómica destinados a la venta a clientes con independencia de los formatos de envase, el tipo de establecimiento donde se comercialice, etc.

---

7. Prevención de la contaminación cruzada en el área de cocina

☞ HILO CONDUCTOR

En HEALING CENTER, a cambio de una pequeña prima económica anual, ofrecen una relación divulgativa a los restauradores y establecimientos que cuentan con cocinas, para mantenerlos a tiempo real cubiertos a nivel informativo sobre reglamentaciones, novedades higiénico-sanitarias, información alimentaria, nutricional, medidas y cursos sobre prevención laboral, etc.

Durante varias de las unidades anteriores, hemos hablado largo y tendido sobre qué es la contaminación cruzada, sus efectos y cómo evitarla o minimizarla. Pero es tal su importancia debido a que se trata del primer foco de contaminación en los casos de alergias e intolerancias, muy por delante del consumo directo de alimentos con alérgenos, que intentaremos completar más aún su información para recordar y extraer nuevas conclusiones que ayuden ante algo tan delicado como es la contaminación cruzada.

7.1. ¿Cómo se produce la contaminación cruzada?

Ocurre cuando alimentos que no contienen agentes patógenos, que no presentan esos alérgenos que reaccionan con aquella parte de la población más sensible causándoles alergias e intolerancias, se mezclan o entran en contacto con otros productos o alimentos que sí cuentan con agentes patógenos o alérgenos. Este fenómeno se conoce como contaminación cruzada, y los patógenos se trasladan a los no patógenos, contaminándolos.

Es curioso, pero ni siquiera se necesita del contacto entre distintos alimentos (**contaminación cruzada directa**) para producir el contagio y migración de patógenos o alérgenos. Lo que sucede la mayor parte de las ocasiones se denomina **contaminación cruzada indirecta,** donde los alimentos entran en contacto con residuos muchas de las veces inapreciables a simple vista, pero más que suficientes para ocasionar la contaminación. Y son los descuidos los responsables de que queden zonas, útiles, maquinaria o incrustaciones en humanos que, por falta de un control y una higiene profunda, conservan alérgenos que, al invadir otras zonas o entrar algún alimento en contacto con esa superficie contaminada, quede afectada y provoque las reacciones alérgicas e intolerancias. Y pese a que pueden ser inapreciables las trazas presentes, reiteramos que son más que suficientes para poder derivar en un grave caso anafiláctico.

 EJEMPLO

Una alegoría que podría usarse para evitar o minimizar la contaminación cruzada en el área de la cocina sería que esta, la cocina, así como los útiles y aledaños de aquellas empresas que tratan frecuentemente con clientes con estos tipos de patologías, deberían ser como quirófanos de operación; habría que dotarlos de un control higiénico similar en cuanto a los estados asépticos y de esterilidad exigidos para librarse de los patógenos.

 RECUERDA

Derivaremos de nuevo a todo estudiante que necesite refrescar la parte teórica relacionada con las pautas que se dieron para evitar o minimizar esa contaminación cruzada al diagrama de procesos para el diseño de ofertas gastronómicas

Continúa en página siguiente >>

<< Viene de página anterior

o dietas relacionadas con las alergias e intolerancias alimentarias de la unidad 3, así como a sus subapartados.

- -

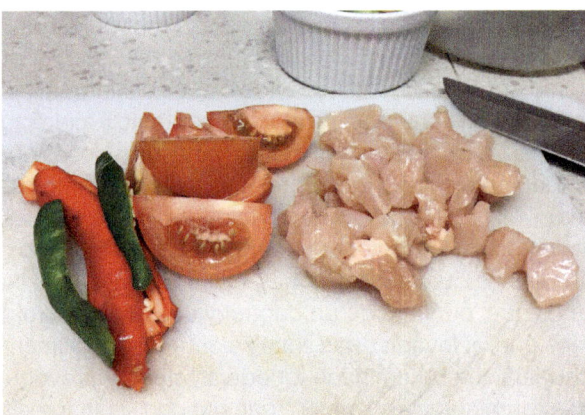

Se aprecia una práctica común en las cocinas domésticas o amateurs, donde se suelen preparar distintos alimentos sin las medidas higiénicas básicas y sin separación de productos con y sin alérgenos. Se han cortado con el mismo cuchillo y en la misma tabla alimentos de géneros distintos, sin la correspondiente higiene previa entre unos y otros, y sin mantenerlos totalmente aislados hasta la elaboración.

 ## PARA SABER MÁS

Te ofrecemos contenido monográfico para que te ayude a esclarecer más minuciosamente esa parte causante de tantos contagios denominada contaminación cruzada.

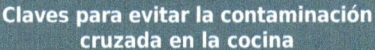

Normas domésticas para evitar la contaminación cruzada	Claves para evitar la contaminación cruzada en la cocina

https://redirectoronline.com/sanp038po0403

https://redirectoronline.com/sanp038po0405

Continúa en página siguiente >>

<< Viene de página anterior

Las siete normas básicas para evitar la contaminación cruzada en la cocina

https://redirectoronline.com/sanp038po0404

 ACTIVIDAD COMPLEMENTARIA

7. Imagina diferentes situaciones asemejadas a las ya expresadas y que puedan suponer motivo de contaminación cruzada en una cocina. Define al menos tres de ellas.

---

8. Prevención para el uso de alérgenos

 HILO CONDUCTOR

En HEALING CENTER llevan desde 1994 informando sobre los alérgenos presentes en los alimentos a sus pacientes, mucho antes de que se establecieran las leyes que los regulan. El hecho de tener que estudiar sus patologías y tener que asignarles dietas específicas para su cuidado y posible cura hizo que se adelantaran a las normativas que surgirían *a posteriori*. Tiempo después, con el aumento de las patologías de esta índole, esa información en principio privada pasó a hacerse pública por el bien común de la sociedad en términos de control y salud.

Fue a partir del **13 de diciembre de 2014,** la fecha desde la que se comenzó a obligar a las empresas de alimentación y bebidas a informar de manera escrita, en formato electrónico o de forma oral, siempre que exista un registro físico, sobre todos los alimentos y bebidas sin envasar de cualquier tipo (elaborados, crudos, precocinados, quinta gama, etc.) que se destinaran al consumidor final.

Sobre los alimentos envasados, según la FEHR (Federación Española de Hostelería y Restauración), el **artículo 44 del Reglamento 1169/2011** del Parlamento Europeo y del Consejo, de 25 de octubre de 2011, que regula el etiquetado, recoge que "los establecimientos hosteleros tendrán que indicar en los menús, cartas o resto de los medios que utilicen como rótulos, folletos, recetarios o cartelería los alérgenos que pueda encontrar el cliente en los platos que se ofertan.

Además, los alimentos no envasados, los envasados en el lugar de venta a petición del cliente o envasados para su venta inmediata también quedan sujetos a la obligación de informar sobre todos los ingredientes o coadyuvantes tecnológicos que causen alergias o intolerancias, aun en la fabricación o elaboraciones siempre y cuando sigan estando presentes esos alérgenos en el producto terminado, aunque aparezca en forma modificada, debiéndose emplear la palabra **"Contiene"**.

El modo de cómo debe impartirse esta información escrita, oral o electrónica no queda totalmente definida en la normativa, originando dudas entre el colectivo profesional que denunció la prematura entrada en vigor de la norma en plena campaña navideña, debido a lo cual se prevé que sea la UE (Unión Europea) la que establezca normas más específicas que aclaren cómo debe difundirse esa información.

Esos términos indefinidos que afectan al colectivo hostelero hicieron que interviniese la FEHR para que los negocios de restauración que todavía no habían adaptado la normativa a su oferta gastronómica usaran un cartel con la leyenda:

Reglamento (EU) n.° 1169/2011. Temporalmente este establecimiento no puede ofrecer información completa y adecuada sobre nuestros productos referentes a alergias e intolerancias alimentarias. Disculpen las molestias.

Ante lo cual, dado que administraciones y el gremio hostelero no se han puesto de acuerdo hasta la presente, vamos a establecer una serie de **recomendaciones** subjetivas que se llevan tiempo implementando en los centros de restauración, constituyendo un motivo suficientemente sólido como para usar esas mismas fórmulas actuales, y que son:

1. Especificar por parte del operador alimentario que el establecimiento cumple con las normativas actuales (deberá especificarlas por escrito y hacerlas visibles) en calidad informativa y de salud relativas al control de alérgenos.

2. Verificar que toda la cadena con la que se trabaja (productores, proveedores, manipuladores, transporte...) cumpla con las mismas medidas de seguridad alimentaria, puesto que están igualmente obligados ante la ley. De ese modo, se salva una posible contaminación externa y evita que se vea alterado o afectado el plan de actuación del operador alimentario.

3. El operador alimentario debe conocer todos los alérgenos presentes en su apuesta culinaria y que, antes de ofrecerla, haya preparado la comunicación de estos o los medios de información que utilizará para sus clientes.

4. El operador culinario debe informar con nitidez, de manera accesible, simple y colocando la información en el lugar más visible del alimento, sobre los alérgenos o posibles alérgenos que contuviesen.

5. Que esa información alergénica tenga un tamaño aceptable y sea resaltada de algún modo para que su identificación sea inmediata.

6. Dada la peligrosidad ante posibles descuidos, sería recomendable preguntar al comensal o cliente final que va a recibir los productos alimentarios si padece alguna patología (alergia o intolerancia) e informarle de si el producto que se le vende es o no apto para él.

Ahora pondremos al alcance de estudiantes y operadores alimentarios un **comunicado de la Comisión Europea** en su diario oficial, donde se tratan las sustancias o productos que causan alergias e intolerancias, en concreto, sobre la información alimentaria facilitada al consumidor. En ese comunicado, ante la falta de definición de la información sensible al consumidor final, la Comisión Europea con fecha **13-02-2017** establece lo siguiente:

Con el fin de garantizar una mejor información de los consumidores y tener en cuenta los últimos avances científicos y conocimientos técnicos, la Comisión reexaminará sistemáticamente y, si procede, actualizará la lista del anexo II mediante actos delegados, de conformidad con el artículo 51. [...]

Con fecha **13-07-2017,** en la actualización del anexo II, artículo 21, apartado 2 del Reglamento 1169/2011, la Comisión Europea intentó corregir algunos defectos informativos de la forma que sigue:

21. A efectos del presente requisito, no es necesario repetir la referencia a las sustancias o productos que figuran en el anexo II cada vez que dichas sustancias o productos estén presentes. Cualquier presentación que deje claro que los distintos ingredientes proceden de una única sustancia o producto que figura en el anexo II cumpliría el requisito y podría aceptarse. No obstante, la referencia siempre debe estar directamente unida a la lista de ingredientes, por ejemplo colocando la información mencionada al final de dicha lista o muy cerca de ella.

 EJEMPLO

Un alimento que incluya aditivos alimentarios, soportes y coadyuvantes tecnológicos derivados del trigo podría etiquetarse y aparecer en el etiquetado como sigue:

- "...
- Aditivo (1)
- Aditivo (1)
- Soporte (1)
- Coadyuvante tecnológico (1)
- ...
- (1) procedente de trigo (donde ha de resaltarse 'trigo')".

 NOTA

Hemos contemplado esta última referencia para que se adquiera el conocimiento de cómo puede presentarse la información que concierne a aspectos o sustancias algo menos comunes de encontrar, pero cuyo formato de expresión está legalizado.

9. Identificación de alérgenos potenciales

☞ HILO CONDUCTOR

En HEALING CENTER creen que un buen diagnóstico es la mejor prevención para tratar con una patología que puede mostrarse severa. A partir de él, se pueden aplicar multitud de técnicas que vuelvan más apacibles y sencillos los días de tratamiento para los pacientes, que ganen en calidad de vida. Por ello en su laboratorio fabrican vacunas, test de alergias e intolerancias que aplican en sus pacientes.

Tal y como llevan tiempo haciendo en HEALING CENTER, la intervención profesional a través de la cual se llega a un diagnóstico fiable es el mejor método para conocer e identificar los alérgenos potenciales y reales que nos afectarían o podrían afectar.

Para una persona sensible y ante el desconocimiento (el producido por no haberse realizado las pruebas oportunas que determinen qué sustancias o productos les son hostiles), se considera que **toda sustancia o producto puede ser un potencial alérgeno** para curarnos en salud. De ahí que sea imprescindible la intervención médica y ese diagnóstico para descartar toda sustancia inocua y poder centrarnos, detectar y definir aquellas que ocasionan la reacción alérgica o intolerancia (los alérgenos).

Decimos que se consideran todos alérgenos potenciales, puesto que existe la posibilidad de que cualquier sustancia, al ser ingerida o entrar en contacto vía dérmica o mediante respiración, pueda comenzar a **desencadenar síntomas** (manera de identificarlos) **no usuales** (picor, tos, erupciones cutáneas, dificultad respiratoria, sudoración...) que enciendan las alarmas que indican estar delante de un posible alérgeno real, que dejará atrás el adjetivo de potencial, tras la verificación médica.

Una vez que se ha dado el paso anterior de intervención médica y diagnóstico, donde queda aclarado qué sustancias nos afectan, entonces ya pasamos de hablar de alimentos o productos con alérgenos potenciales a **productos o alimentos con alérgenos reales,** que ya no dejan el menor atisbo de duda de que, al entrar en contacto con ellos o ingerirlos, ocasionan episodios alérgicos e intolerancias.

Los **principales tipos de diagnósticos** (algunos ya tratados) que se realizan son los siguientes:

Pruebas cutáneas
- Con ellas se reproducen en la piel respuestas inflamatorias. Con extractos comerciales o sustancias presentes en los alimentos frescos, se depositan gotas de varios alérgenos potenciales sobre la piel en función de la historia clínica, incluso hábitat, y se espera a la posible reacción en forma de habón. Si se produce, entonces se determina que el paciente sufre esa reacción que le puede desencadenar diversos síntomas, por lo que debe ser tratado.

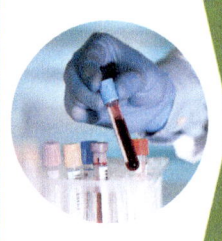

Estudio analítico
- Que se realiza mediante la determinación del IgE específico o RAST. Atienden a análisis de sangre mediante los que se detectan los anticuerpos (inmunoglobulinas E) que aparecen durante la reacción alérgica, u otros alérgenos sospechosos que inducen a la aparición de diversos síntomas.

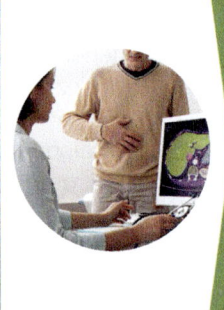

Test de provocación controlada de alimento
- Se considera el tipo de diagnóstico más peligroso que existe y de ahí que deba ser realizado mediante observación médica en todo momento. Se trata de someter al paciente a que entre en contacto con aquella sustancia o sustancias que le ocasionan la alergia y esperar a que se reproduzcan los síntomas. Es un tratamiento de choque (interactúa con aquellos órganos que reaccionan inmediatamente) y suele ser utilizado en investigaciones, en ensayos clínicos y en situaciones de difícil detección o diagnóstico.

En la siguiente imagen podrás comprobar un ejemplo de reacciones internas que se producen ante un caso extremo de anafilaxis, en cual el organismo libera anticuerpos para combatir la reacción:

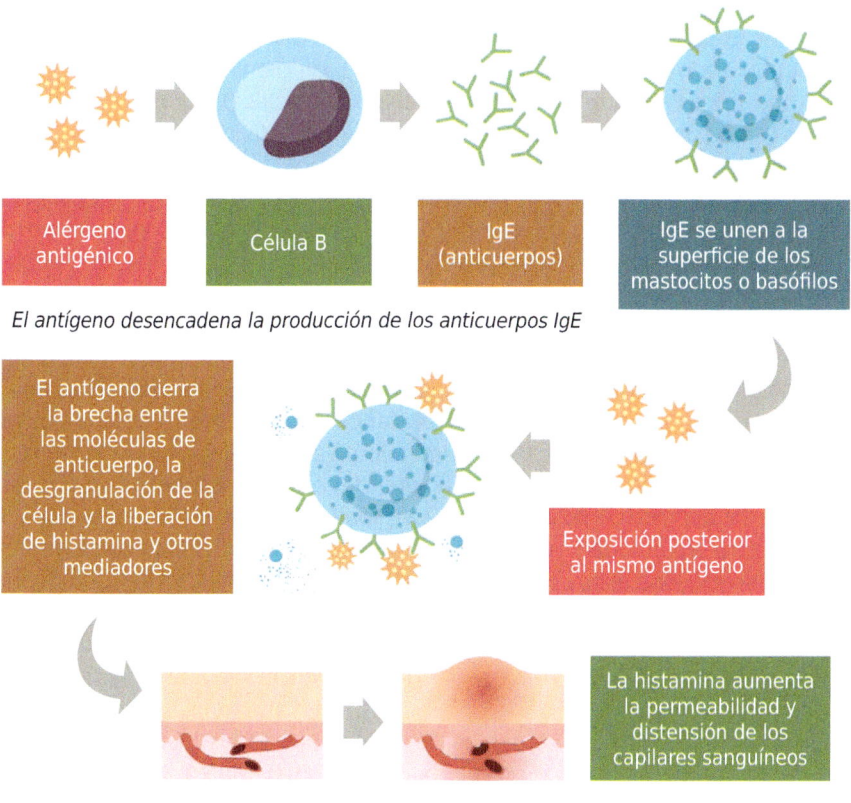

El antígeno desencadena la producción de los anticuerpos IgE

Alérgeno antigénico
Célula B
IgE (anticuerpos)
IgE se unen a la superficie de los mastocitos o basófilos
Exposición posterior al mismo antígeno
La histamina aumenta la permeabilidad y distensión de los capilares sanguíneos

SABÍAS QUE...

Antiguamente el único tratamiento que existía ante los casos de alergia era la evitación de determinados alimentos o sustancias. Hoy en día existe otra alternativa como es la **inmunoterapia oral con alimentos,** mediante la que se modifica el curso natural de la patología como único medio actual que existe para la cura de determinadas alergias.

10. Resumen

Por trabajar cotidianamente con alérgenos y con aquella información relacionada destinada a los consumidores, llega un momento en que ya poseemos la suficiente información sobre los alérgenos, y solo con leer bien el etiquetado de los alimentos o saber los ingredientes que lleva una receta que vamos a elaborar, conocemos esas sustancias peligrosas que contiene o puede contener en un tanto por ciento de efectividad superior al 90-95 %. Esto hace que podamos tomar decisiones rápidas sin la necesidad de la intervención de otro tipo de ayuda externa para localizar alérgenos y evitarlos. Pero este debería suponer un paso posterior al diagnóstico siempre, ya que, sabiendo a ciencia exacta qué nos afecta, resultará más fácil de detectar y combatirlo de manera más segura.

Así, indicaremos de nuevo que existen listados que comparten los principales organismos y fundaciones sensibilizadas con las personas alérgicas e intolerantes, donde se ofrece todo el elenco de alérgenos, productos que los contienen, causas de contagio, tratamiento en caso de afección y la remisión a otros referentes que nos pueden atender profesionalmente ante cualquier cuadro alérgico o intolerante. Por ello, aparte del informe médico, y conocida nuestra enfermedad, no estaría de más acceder a esos medios disponibles para extraer de ellos esa información acorde a nuestro estado y que deberíamos recordar y tener a mano o presente en todo momento. Pues es al inicio de este tipo de patologías cuando más dudas se generan y cuando más posibilidad de contagio existe, ante lo cual cualquier precaución es poca.

Así que, por seguridad, hemos de contemplar todas las situaciones posibles, como que para los productos que no sean transformados, de un solo ingrediente o de una única categoría alimentaria, se tendrá que especificar en la etiqueta:

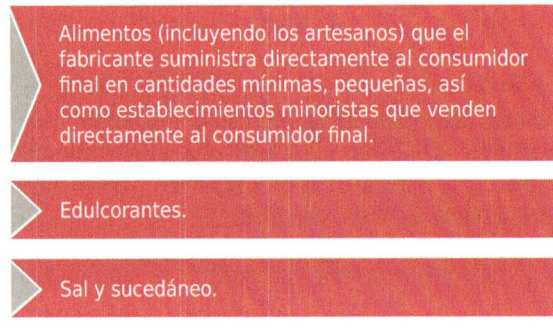

Alimentos (incluyendo los artesanos) que el fabricante suministra directamente al consumidor final en cantidades mínimas, pequeñas, así como establecimientos minoristas que venden directamente al consumidor final.

Edulcorantes.

Sal y sucedáneo.

Continúa en página siguiente >>

<< Viene de página anterior

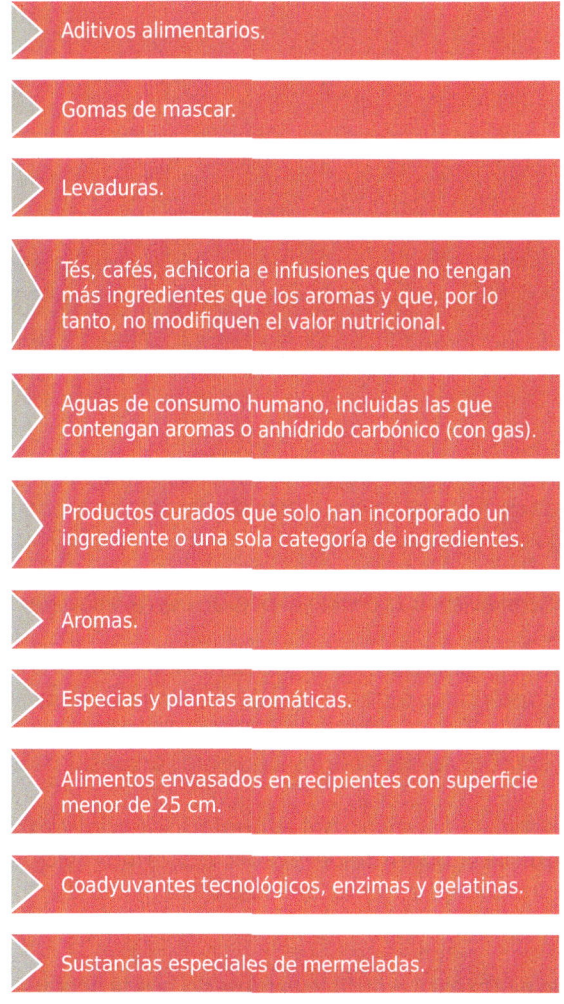

- Aditivos alimentarios.
- Gomas de mascar.
- Levaduras.
- Tés, cafés, achicoria e infusiones que no tengan más ingredientes que los aromas y que, por lo tanto, no modifiquen el valor nutricional.
- Aguas de consumo humano, incluidas las que contengan aromas o anhídrido carbónico (con gas).
- Productos curados que solo han incorporado un ingrediente o una sola categoría de ingredientes.
- Aromas.
- Especias y plantas aromáticas.
- Alimentos envasados en recipientes con superficie menor de 25 cm.
- Coadyuvantes tecnológicos, enzimas y gelatinas.
- Sustancias especiales de mermeladas.

Aunque, claro, como no toda la información relativa a los alimentos ha de tener un carácter preceptivo, existen requisitos que, sin ser de obligado cumplimiento, son muy recomendables dado su valor, como:

Establecer un programa de compras, mediante el que se le exija al productor o proveedor que ofrezca una declaración de los alérgenos que contienen sus productos.

Continúa en página siguiente >>

<< Viene de página anterior

> Que durante la manipulación y almacenaje se haga una segregación, separando los productos con alérgenos de los que no los tienen.

> Que el jefe de cocina lea detenidamente todo el etiquetado, elabore las fichas técnicas de sus elaboraciones resaltando en ellas los alérgenos, para que el resto de la brigada de cocina parta con ese conocimiento o información previos.

> Que el vendedor o responsable alimentario establezca un sistema de autocontrol o plan para evitar la contaminación cruzada que compartirá con el personal a su cargo.

En cuanto al etiquetado o la información que aparece en este, puede ser interpretada de manera libre a la hora de comprobar y controlar la mercancía siguiendo una serie de filtros:

- **1.er filtro:** revisar si coincide el pedido con el etiquetado de la mercancía recibida.
- **2.o filtro:** análisis del etiquetado para determinar si era lo que pretendíamos conseguir o, por el contrario, no va acorde a nuestra filosofía.
- **3.er filtro:** marcar en el etiquetado los alérgenos para detectarlos a simple vista con rapidez para los siguientes procesos de los productos.

Podremos crear un **registro del etiquetado de compras** y otro para los **productos que se venden** donde recabar toda la información relativa al etiquetado, para disponer y mantener actualizada la información concerniente al etiquetado y las sustancias alimentarias que se comercializan.

Al final, lo cierto es que todo lo expresado busca acotar el contacto con los alérgenos y sus posibles consecuencias para la salud. Pero, ¿cómo saber qué alérgenos son los que realmente nos perjudican? Mediante la siguiente serie de posibles análisis quedaría determinado:

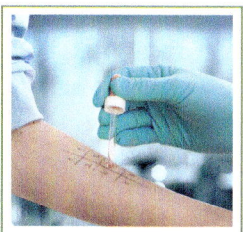

Pruebas
cutáneas

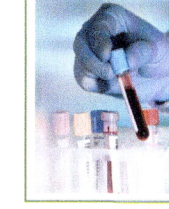

Estudio
analítico

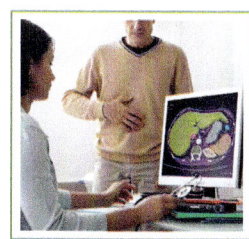

Test de provocación
controlada de alimento

Ejercicios de autoevaluación
Unidad de Aprendizaje 4

1. ¿Desde qué fecha se ven obligados los establecimientos alimentarios a informar sobre alérgenos?

    a. Desde el 2 de diciembre de 2011.
    b. Desde el 11 de noviembre de 2013.
    c. Desde el 12 de diciembre de 2012.
    d. Desde el 13 de diciembre de 2014.

2. La normativa 1169/2011 de la Ley sobre Información Alimentaria…

    a. … determina que se debe seguir una secuencia lógica para informar al consumidor.
    b. … dice que la información no es libre, que está regida por parámetros que se deben cumplir.
    c. … no contempla la forma de cómo se ha de informar al consumidor.
    d. Todas las opciones son incorrectas.

3. Indica si la siguiente oración es verdadera o falsa: "Los productos no transformados que cuenten con un solo ingrediente o pertenezcan a una sola categoría alimentaria tienen que especificar la información nutricional en la etiqueta".

    ■ Verdadero
    ■ Falso

4. Indica, entre las siguientes opciones, cuál no es una opción válida según la Ley de Información Alimentaria:

    a. Tiene carácter obligado por manipulación, por la posibilidad de contaminación cruzada.
    b. Tiene carácter obligado por consumo porque se puede ocasionar accidente por intoxicación.
    c. Tiene carácter obligado por sanidad porque supone un gran riesgo para la salud.
    d. Las opciones b y c son correctas.

5. **En relación al registro del etiquetado para proveedores, ¿cuál de las siguientes respuestas es la correcta?**

    a. Se puede realizar un registro en una simple hoja de cálculo.
    b. Puede llevarse a cabo ese registro en una plantilla o ficha manual.
    c. Los lectores de códigos pueden cumplir esa función de registro.
    d. Todas las opciones son correctas.

6. **Indica si la siguiente oración es verdadera o falsa: "La fecha de caducidad y la fecha de duración son dos términos sinónimos utilizados para delimitar la fecha límite en que un producto es apto para su consumo".**

    ■ Verdadero
    ■ Falso

7. **El valor alcohólico que debe aparecer en la etiqueta informativa es:**

    a. A partir de 2 % vol.
    b. Cualquier valor inferior a 4 % vol.
    c. El superior a 1,2 % vol.
    d. Las opciones b y c son correctas.

8. **Los alimentos envasados en bolsas transparentes que permiten que se aprecie el producto solo se les obliga a informar sobre...**

    a. ... la empresa, el valor nutricional y fecha de caducidad.
    b. ... la empresa, denominación y cantidad neta.
    c. ... únicamente sobre el valor nutricional y número de control sanitario.
    d. Solo hay obligación de informar sobre los alérgenos.

9. **Lo que sucede la mayor parte de las ocasiones se denomina _____, donde los alimentos entran en contacto con residuos muchas de las veces inapreciables a simple vista, pero más que suficientes para ocasionar la contaminación.**

    a. contaminación indirecta
    b. contaminación directa

    c. falta de higiene sanitaria

    d. contaminación mixta

10. ¿Cuándo se debe emplear el término "contiene"?

    a. Ante la aparición de cualquiera de los 14 alérgenos en los alimentos.

    b. Con todos los ingredientes o coadyuvantes tecnológicos aun sin causar alergia o intolerancia.

    c. En productos no envasados, envasados a petición del cliente y para su venta inmediata.

    d. En los tres apartados anteriores se habrá de anotar ese término.

Glosario

Aditivo

Sustancia que se añade a otras para aumentar o mejorar cualidades.

Agar Agar

Gelatina vegetal que se extrae de unas algas de Japón y se emplea como medio de cultivo de bacterias y como apresto de tejidos; también se utiliza en pastelería para preparar jaleas y chocolates.

Alcopops

Son licores comercializados en pequeñas botellas (generalmente entre 200-275 ml) de diseño y etiquetado confuso, ya que las botellas hacen pensar en bebidas de bajo contenido alcohólico. Una botella puede llegar a contener por término medio entre un 5,5 % o un 7,00 % de alcohol, es decir, una graduación alcohólica mucho mayor que la mayoría de las cervezas. En la industria de la elaboración de bebidas alcohólicas se conoce a estas bebidas como RTD *(ready to drink)* o también FAB *(Flavoured Alcoholic Beverages).*

Alergología

Estudio de la alergia.

Alimentos plásticos

Alimentos plásticos o constructores. Sus componentes principales son proteínas de origen animal o vegetal y minerales. En este grupo se encuentran: leche, yogurt y quesos.

Alimentos de quinta gama

Alimentos que han sido elaborados, cocinados y envasados. Están listos para consumo directo o bien tras su regeneración en base a la temperatura de servicio.

Biorresonancia

La terapia de biorresonancia parte de la existencia de campos electromagnéticos que gobiernan el funcionamiento de células, órganos y sistemas corporales. Cada célula, cada órgano e incluso cada organismo tiene su frecuencia electromagnética específica que puede ser identificada.

Coadyuvante
Sustancia que durante la fabricación de un alimento se incorpora para lograr un determinado proceso o efecto.

Crudités
(Traducido al español: crudezas) son una gama de primeros platos (*hors d'oeuvre,* en francés) tradicionales de la gastronomía francesa, compuestos de hortalizas crudas. Se pueden tomar también como aperitivo.

Dermatitis
Inflamación de la piel.

Detox
Es una estrategia de limpieza o desintoxicación del cuerpo. Esto se logra haciendo cambios en la alimentación para facilitar que nuestro organismo elimine impurezas, residuos y toxinas.

Dieta cetogénica
Término acuñado por Russell M. Wilder (1885-1959) en 1921. Alude a una intervención terapéutica cuyo objetivo es generar una situación de cetosis (formación de cuerpos cetónicos) similar a la del ayuno. Tal situación se logra, bien por un aporte insuficiente de alimentos (la cantidad de energía de la dieta es menor que la requerida), o bien por una restricción de alimentos ricos en glúcidos (consumiendo alimentos ricos en proteínas o en grasas).

Enteropatía
Alteración patológica producida en el tracto digestivo.

Epidemiología
Tratado de las epidemias.

Ergástica
En el metabolismo, son estructuras morfológicas que son generadas por el protoplasma celular. Ejemplo, las partículas o granos de almidón.

Espina bífida
Es un defecto del tubo neural, un tipo de defecto congénito del cerebro, la columna vertebral o de la médula espinal. Ocurre si la columna vertebral del feto no se cierra completamente durante el primer mes de embarazo.

Esterilizar
Destruir los gérmenes patógenos.

Fitosanitario
De la prevención y curación de las enfermedades de las plantas o relacionado con ello.

Fitosterol
Compuesto con base en las plantas que puede competir con el colesterol alimentario que absorben los intestinos. Como resultado, disminuyen las concentraciones de colesterol en la sangre. Los fitosteroles pueden tener algún efecto en la prevención de cáncer. También se llama esterol vegetal.

Fosfolípidos
Los fosfolípidos son un tipo de lípidos saponificables que componen las membranas, compuestos por una molécula de alcohol (glicerol o de esfingosina), a la que se unen dos ácidos grasos (1,2-diacilglicerol) y un grupo fosfato.

Gérmenes
Se refiere a las bacterias, los virus, los hongos y los protozoos microscópicos que pueden causar enfermedades.

Goma algarrofín
(También denominada goma de algarrobo o E410) es una goma vegetal tipo galactomanano extraída de las semillas del algarrobo, que crece principalmente en la región mediterránea. El fruto del algarrobo se utiliza para preparar esta goma.

Goma tragacanto
Es un polisacárido obtenido por incisión de tallos de varias especies de Astragalus, que se encuentran en regiones montañosas de Turquía, Siria, Irak, Irán y Rusia.

Goma xantana
Es un polisacárido de alto peso molecular que se obtiene por la fermentación de carbohidratos por la bacteria *Xanthomonas Campestris*.

Glúcido
Sustancia orgánica sólida, blanca y soluble en agua, que constituye las reservas energéticas de las células animales y vegetales. Está compuesta por un número determinado de átomos de carbono, un número determinado de átomos de oxígeno y el doble de átomos de hidrógeno.

Hidrosoluble
Que puede disolverse en el agua.

Inmunología
Estudio de la inmunidad biológica y sus aplicaciones.

Kamut
Tipo de trigo (cereal) duro y muy rico en nutrientes esenciales. Contiene gluten.

Kinesiología
Disciplina que estudia la actividad muscular del cuerpo humano.

Lípido
Grasa, sustancia orgánica insoluble en agua que se encuentra en el tejido adiposo y en otras partes del cuerpo de los animales, así como en los vegetales, especialmente en las semillas de ciertas plantas. Está constituida por una mezcla de ácidos grasos y ésteres de glicerina y sirve como reserva de energía.

Liposoluble
Que es soluble en grasas o aceites.

Macrobiótica
Régimen alimenticio basado en el consumo de determinados productos vegetales no manipulados industrialmente.

Metabolismo
Conjunto de cambios químicos y biológicos que se producen continuamente en las células vivas de un organismo.

Naturopatía
Forma parte de la seudociencia o variedad de técnicas que se engloban bajo la denominación de medicina alternativa. Sus objetivos son estimular la capacidad curativa innata del organismo, facilitar sus mecanismos de equilibrio para alcanzar un buen estado de salud y promover el principio de no hacer daño.

Nitrilo
Compuesto químico orgánico cuya molécula se obtiene al sustituir un átomo de hidrógeno del ácido cianhídrico por un radical orgánico. Se prepara mediante la destilación de las sales amónicas de los ácidos orgánicos o por deshidratación de las amidas.

PDA
Siglas de la expresión inglesa *Personal Digital Assistant,* "asistente digital personal", agenda electrónica que incluye muchas de las funciones de una computadora portátil.

Papaína
Enzima que se halla en el fruto y las hojas del papayo, que se obtiene a partir del látex y se emplea para facilitar la digestión y desinfectar heridas.

Patógeno
Se refiere a los agentes que son infecciosos y microscópicos, que son capaces de generar un daño o enfermedad en otro organismo de cualquier tipo. Tienen la capacidad de replicarse dentro de las células del huésped, es decir, producir varias copias de sí mismo y esparcirse a través del medio para continuar la replicación indefinidamente.

Polimerización
Proceso mediante el cual las moléculas simples, iguales o diferentes reaccionan entre sí por adición o condensación y forman otras moléculas de peso doble, triple, etc.

Polímero
Sustancia química que resulta de un proceso de polimerización.

Proteína LTP
Es una proteína transportadora de lípidos que se encuentra en el reino vegetal (frutas, verduras y cereales).

Quitinasas
Partes constituyentes de la pared celular de hongos y exoesqueletos de algunos animales.

Sintetización
Acto de juntar dos o más elementos para crear un conjunto nuevo.

Smoothies
(Del inglés *smooth*: suave) son batidos de frutas comercializados con esta apelación. Es una bebida cremosa no alcohólica preparada a base de trozos y zumos de fruta, concentrados o congelados, mezclados tradicionalmente con productos lácteos, hielo o helado.

Sulfito
Sal formada por combinación del ácido sulfuroso y una base que se obtiene por la acción del dióxido de azufre sobre los hidróxidos correspondientes. Se emplea como conservante alimentario y en bebidas alcohólicas.

Take away
Término inglés cuya traducción literal es "para llevar".

Teff

Se trata de una semilla de la familia de las poáceas que responde al nombre científico *Eragrostis tef.* Su nombre deriva de la palabra *amhárica teffa,* que significa "perdido", en referencia a su pequeño tamaño.

Triticale

Es un cereal híbrido. Procede del cruzamiento entre trigo y centeno. Se considera triticale tanto el centeno cruzado con el trigo harinero (blando) como el obtenido por cruzamiento con el trigo duro. Los triticales comercializados hoy en día son los procedentes de este último cruce.

Vegano

Que sigue una dieta vegetal, frugívora y de semillas, en la que no se incluyen ni leche ni huevos.

Bibliografía

Monografías

→ CAMEÁN, A. M. y REPETTO, M.: *Toxicología Alimentaria*. Madrid: Ediciones Díaz de Santos, 2013.

Libro que en su capítulo "Alergia Alimentaria", escrito por Débora Villano, M.ª Carmen García-Parrilla, M.ª Lourdes Morales y Ana M.ª Troncoso, de una manera bastante elocuente y sencilla de interpretar, recogen un contenido bastante amplio relativo al mundo de las alergias en los alimentos, así como la gran mayoría de los factores que atañen a esa enfermedad, información relativa al etiquetado en los alimentos, etc.

→ LERMA Puertas, F. J.: *Guía de control de alérgenos y etiquetado alimentario*. Madrid: Editorial Síntesis, 2016.

Libro muy interesante para obtener la información necesaria y relativa a la nueva ley sobre información alimentaria, cuya información está dirigida a todo negocio de alimentación que elabore, comercialice o distribuya alimentos al consumidor final.

Legislación

→ Reglamento de Ejecución (UE) n.º 828/2014 de la Comisión, de 30 de julio de 2014, relativo a los requisitos para la transmisión de información a los consumidores sobre la ausencia o la presencia reducida de gluten en los alimentos.

→ Reglamento (UE) n.º 1169/2011 del Parlamento Europeo y del Consejo, de 25 de octubre de 2011, sobre la información alimentaria facilitada al consumidor y por el que se modifican los Reglamentos (CE) n.º 1924/2006 y (CE) n.º 1925/2006 del Parlamento Europeo y del Consejo, y por el que se derogan la Directiva 87/250/CEE de la Comisión, la Directiva 90/496/CEE del Consejo, la Directiva 1999/10/CE de la Comisión, la Directiva 2000/13/CE del Parlamento Europeo y del Consejo, las Directivas 2002/67/CE y 2008/5/CE de la Comisión, y el Reglamento (CE) n.º 608/2004 de la Comisión.

→ Real Decreto 126/2015, de 27 de febrero, por el que se aprueba la norma general relativa a la información alimentaria de los alimentos que se presenten sin envasar para la venta al consumidor final y a las colectividades, de los envasados en los lugares de venta a petición del comprador, y de los envasados por los titulares del comercio al por menor.

→ Real Decreto 1334/1999, de 31 de julio, por el que se aprueba la Norma general de etiquetado, presentación y publicidad de los productos alimenticios.

Textos electrónicos, bases de datos y programas informáticos

→ AESAN: Agencia Española de Seguridad Alimentaria y Nutrición , de: <https://www.aesan.gob.es/AECOSAN/web/home/aecosan_inicio.htm>.

> Página web que indica las actualizaciones legislativas sobre el etiquetado y otros aspectos relacionados con la alimentación como límites máximos de basuras, controles más exhaustivos sobre determinadas sustancias presentes en los alimentos y su uso, estabilizantes…

→ Alimentador.es: Calculador de la cantidad de nutrientes que necesita cada individuo, de: <https://www.alimentador.es/>.

> Lanzó un programa *online* llamado *Alimentador* que crea dietas personalizadas en función a las necesidades nutricionales según la edad, sexo y actividad física de cada usuario.

→ Comité de Alergia a Alimentos de la Academia Europea de Alergia (EAACI): Reacciones adversas de los alimentos. *Declaración Pública sobre la alergia de alimentos y la anafilaxia,* de: <https://www.eaaci.org/attachments/FoodAllergy&AnaphylaxisPublicDeclarationSP.pdf>.

> Declaración pública sobre la alergia a los alimentos y la anafilaxia. Una llamada de atención a la sociedad ante el considerable y alarmante aumento de las alergias y casos de anafilaxia, especialmente en la población infantil.

→ FASE. Federación de Asociaciones de Celíacos de España, de: <https://celiacos.org/>.

> Web que ofrece información sobre todo lo que compete a la celiaquía, los alimentos con gluten, las dietas alternativas, las causas o situaciones más comunes que ocasionan esta enfermedad, las ayudas para sobrellevar la celiaquía y mucha más información oficial.

→ SEDCA (Sociedad Española de Dietética y Ciencias de la Alimentación): Nueva rueda de los alimentos, de: <https://nutricion.org/>.

> Facilitan la nueva rueda de los alimentos. Herramienta didáctica para alimentarse mejor y más fácilmente.

→ SEICAP (Sociedad Española de Inmunología Clínica, Alergología y Asma Pediátrica): Instrucciones para evitar el látex (goma, caucho), de: <https://seicap.es/>.

> Sociedad informativa sobre la alergia al látex, donde entre sus curiosidades exponen la existencia de más de cuarenta mil objetos con contenido en látex.

→ Csaconsultores.com: Seguridad Alimentaria en un supermercado, de: <https://csaconsultores.com/seguridad-alimentaria-supermercado/>.

> Consultoría en seguridad alimentaria que facilita distintos productos y servicios que prestan a la industria de la alimentación en cuestiones de control, seguridad alimentaria, higiene, etc.

→ VIDA Fernández, J.: La identificación de la empresa en el etiquetado de productos alimenticios comercializados en la Unión Europea, de: <https://e-revistas.uc3m.es/index.php/CDT/article/view/2270>.

> En este documento se reflejan las obligaciones relativas a la identificación de la empresa responsables en el etiquetado de los productos alimenticios comercializados dentro de la Unión Europea.

→ AESAN: Etiquetado de sustancias que causan alergias e intolerancias, de: <https://www.aesan.gob.es/AECOSAN/web/seguridad_alimentaria/subdetalle/alergias_e_intolerancias.htm>.

> Acceso a los detalles sobre información alimentaria facilitada al consumidor, enlazando información sobre la norma general de etiquetado, información nutricional...

→ El Instituto Taladriz: Vídeo sobre la contaminación cruzada, de: <https://www.youtube.com/watch?v=LA-POrJpPqs>.

> Serie de normas domésticas para evitar la contaminación cruzada.

→ El laboratorio FDC *(Food, Drugs & Cosmetics)* de Argentina: Contaminación cruzada en la cocina, de <http://www.laboratoriofdc.com.ar/index.php/informes-sobre-alimentos/13-calves-para-evitar-la-contaminacion-cruzada-en-la-cocina>.

> Artículo sobre los diez puntos considerados como fundamentales para evitar la contaminación cruzada en cocina.